Martina Herbig
Nayalavee

Die Reise geht weiter

Homöopathie heilt

Bibliografische Information der Deutschen Nationalbibliothek: Die Deutsche Nationalbibliothek verzeichnet diese Publikation in der Deutschen Nationalbibliografie; detaillierte bibliografische Daten sind im Internet über dnb.dnb.de abrufbar.

Illustration: Paul Herbig

Verlag: BoD · Books on Demand GmbH, Überseering 33, 22297 Hamburg, bod@bod.de
Druck: Libri Plureos GmbH, Friedensallee 273, 22763 Hamburg

ISBN: 978-3-6963-6355-0

Einleitung: Die Reise geht weiter

In meinem bereits erschienenen Buch „Der Spirit der Homöopathie“ erkläre ich die Wirkung und Prinzipien der Homöopathie.

In diesem Buch geht die Reise weiter und ich zeige, dass Homöopathie heilt.

Alles entwickelt sich weiter.

In der Medizin werden immer neue Verfahren entwickelt und angewendet. Ständig entdecken Wissenschaftler Neues.

In allen Bereichen gibt es neue Dinge und Veränderungen.

So müssen wir immer „am Ball“ bleiben, um nicht irgendwann stehen zu bleiben und fest zu stecken, während alle anderen schon hinter dem Horizont verschwinden und über uns lachen.

Auch die Homöopathie ist nicht stehen geblieben. Homöopathen führen ständig Arzneimittelprüfungen durch. So werden neue Arzneimittel in unserem reichen Schatz homöopathischer Arzneimittel aufgenommen.

Als Homöopathin ist mir bewusst, ich muss und ich möchte „am Ball bleiben“, um mit bestmöglichsten Kenntnissen den Menschen zu helfen, die sich Hilfe suchend an mich wenden.

Auf einem Online-Homöopathiekongress fand ich Zugang zu einer neu entdeckten homöopathischen Arznei.

Der homöopathische Arzt Dr. Andreas Tilch präsentiert uns die Arznei:

Streptococcinum

... ist eine Nosode. Streptococcinum ist die potenzierte Streptokokke. Die Streptokokke ist ein häufiger Krankheitserreger, mit dem die meisten Lebewesen schon Erfahrung gesammelt haben. Die Streptokokken sind die Erreger des Scharlachs, vieler Anginen oder Zahnwurzelentzündungen.

Was Dr. Tilch in seinem Vortrag erzählt, klingt viel versprechend.

In seinem Buch „Von der Urangst zur Verbundenheit" beschreibt Andreas Tilch die Wirkung von Streptococcinum.

Ich sammele eigene Erfahrung: Eine Patientin, 96 Jahre, leidet unter immer wiederkehrender Entzündung ihres rechten Auges und des Kiefers. Sie ist in ärztlicher Behandlung, bekommt Antibiotika und Augentropfen. Ich verordnete ihr passende homöopathische Arzneien. Doch die Entzündung des Auges flammt immer wieder auf.

Dann verordne ich Streptococcinum C30 und das Auge heilt.

Ich fühle oft in meinem rechten Oberkiefer Phantomschmerzen. Hier hatte ich ca. drei Jahre vor meinem Schlaganfall zwei missglückte Wurzelbehandlungen an Zähnen. Die Zähne wurden dann entfernt und der Kiefer prothetisch versorgt.

Ich nehme Streptococcinum C30, mehrere Gaben.

Dann bin ich mit meiner Physiotherapeutin im Therapiebecken unseres Thermalbades. Ich genieße das warme Wasser, in dem ich mich geborgen fühle.

Sonst hatte ich immer Angst. Dieses Mal ist es anders: Ich fühle mich sicher und geborgen.
Nach Streptococcinum schlafe ich nachts besser und erwache morgens erfrischt.
Ich sehe den Sonnenaufgang aus meinem Bett heraus und fühle mich sicher und geborgen in meinem Leben, auf meinem Platz.
Ich bin verbunden mit anderen, auch mit lieben Menschen, die bereits im Jenseits leben. Eine Tante aus dem Jenseits bittet mich um Hilfe für ihren Sohn. Ich kontaktiere ihn. Er hatte einen schweren Unfall. Ich helfe ihm mit einer homöopathischen Arznei. Nach wenigen Tagen schon geht es ihm viel besser.
Ich besuche das Grab meiner Tante. Ich fühle mich verbunden mit ihr. Meine Tante sagt, dass es ihrem Sohn besser geht. Am Abend erzählt er mir selbst am Telefon, dass es ihm sehr gut geht.
Ich finde treffsicher die passenden homöopathischen Arzneien für meine Klienten. Ich kann in ihren Seelen die Geschichten lesen. Ich erkenne unter Streptococcinum:

Eine Streptokokke kommt überall hin!

So erkenne ich, dass ich verbunden bin mit allem Leben.
Das Verhältnis zur Freundin meines Sohnes war immer sehr angespannt. Während meinem Streptococcinumtripp kommt mein Sohn mit seiner Freundin zu Besuch und ich erlebe eine entspannte Zeit, in der wir uns wohlwollend begegnen.

Auch Andreas Tilch schreibt in seinem Buch , dass sich mit Streptococcinum Streit auflöst und sich angespannte Beziehungen entspannen.
Ich bin verbunden mit allem Leben, ob im Diesseits oder im Jenseits. Eine Streptokokke kommt überall hin.

Streptococcinum - die neue Wunderarznei in der Homöopathie?

Andreas Tilch beschreibt in seinem Buch viele Fallbeispiele von grandiosen Heilungen. Ist es wirklich die so verpönte und belächelte Homöopathie, die voran geht und Heilung in schwierige Fälle bringt? Ich bin gespannt.
Eine Freundin, die oft unter grippalen Infekten leidet, hat Husten. Ich verordne Aconitum. Der Husten heilt, aber Halsschmerzen treten auf, die sich beim Schlucken in die Ohren ausstrahlen. Ich verordne Phytolacca. Am nächsten Tag kommt eine begeisterte Dankesnachricht, „Das war genau das richtige Mittel, meinem Hals geht es wieder gut", schrieb meine Freundin. Doch am nächsten Tag ging der Spuk wieder mit Husten los. Sie hatte wieder Husten und ihre Stimme versagte nach sprechen. Ich dachte kurz an Phosphorus, doch ich entschied mich für Streptococcinum C30. Nach einer Woche hatte sie den Infekt überstanden und es ging ihr wieder gut. Ich bin selbst überrascht, was dieses neue Wundermittel in der Homöopathie alles bewirken kann.

Zuerst heilte die Augenentzündung meiner 96 jährigen Patientin. Nun heilte ein rezidivierender Infekt meiner Freundin.
Und ich selbst fühle mich gut und stark mit Streptococcinum. Es gibt keinen Abend mehr, an dem ich kalte Füße habe und friere. Mit Streptococcinum fühle ich mich wohlig warm und geborgen und ich schlafe gut.
„Wer heilt hat Recht“, sagte Paracelsus.
Homöopathie heilt. Das durfte ich oft bei anderen und bei mir selbst beobachten.
Also hat die Homöopathie Recht, obwohl sie oft belächelt und sogar bekämpft wird.

Die Erde ist keine Scheibe und Homöopathie heilt

Wir alle wissen, dass die Erde keine Scheibe ist. Und immer mehr Menschen erfahren gute Wirkungen der homöopathischen Arzneien. Und so werden immer mehr Menschen bald wissen, dass Homöopathie heilt.
Auch die wissenschaftliche Medizin erkennt, dass Homöopathie wirkt und heilt. Deshalb wird sie als gefährlich dargestellt und soll verboten werden.
Die Homöopathie ist wirklich gefährlich: Nicht für die Anwender, denn diese erleben Heilung.
Sie ist gefährlich für die „Geldmachermedizin“, denn diese wollen keine Geheilte. Sie brauchen Kranke, um mit der „Pharmachemie“ Geld zu verdienen. Mit Gesunden kann die Pharmaindustrie kein Geld

verdienen. Deshalb werden Lobbyisten aufgestellt, die erklären, dass das, was heilt, gefährlich ist.

Meine homöopathische Heilreise

2017 hatte ich eine schwere Hirnblutung, durch ein geplatztes Aneurysma. Seitdem sitze ich linksseitig gelähmt im Rollstuhl.

Als Heilpraktikerin fand ich zu meinen Wurzeln, der Klassischen Homöopathie zurück.

Als ich aus dem Koma erwacht wieder im Leben war, ließ ich mir von meinem Mann Helleborus niger mitbringen. Das ist die Arznei nach Kopfverletzungen. Nach der Einnahme von Helleborus niger hatte ich keine Kopfschmerzen mehr und ich brauchte keine chemischen Schmerzmittel mehr.

Danach nahm ich entsprechend der Ähnlichkeit in der Homöopathie Lachesis. Lachesis ist die Arznei nach Wechseljahren, nach Schlaganfällen und für linksseitige Symptome, die sich hartnäckig halten. Durch die vielen Kontrastmitteluntersuchungen in der Klinik war meine Schilddrüse entgleist. Später stellte meine Hausärztin Hashimoto fest. Lachesis brachte meine Schilddrüse wieder ins Gleichgewicht.

Etwas später bekam ich hohen Blutdruck, welcher durch Betablocker nicht besser wurde. Lachesis brachte auch meinen Blutdruck wieder in die Normalität.

Oft hatte ich Schmerzen im Rücken durch das ständige Sitzen. Die Schmerzen verbesserten sich durch Bewegung in meinen Trainingsgeräten. Rhus toxicodendron ist die Arznei, wenn sich Schmerz

durch Bewegung verbessert. Rhus toxicodendron ist auch eine Arznei, wenn sich Beschwerden nach Ruhigstellung einstellen.
In zwei verschiedenen Rehakliniken stellte man mich ruhig, anstatt mir wieder auf die Beine zu helfen.
Beschwerden durch Ruhigstellung ließ mich die Arznei Rhus toxicodendron nehmen und meine Rückenschmerzen waren nur noch selten Thema.
Im Frühjahr 2025 bekam ich plötzlich eine Menstruationsblutung. Beschwerden nach den Wechseljahren brachte mich wieder zu Lachesis. Ich nahm einige Male Lachesis C30 und die Blutung hörte auf. Mein Neurologe empfahl mir, einen Gynäkologen aufzusuchen. Auch eine Verwandte, die sehr ängstlich in Gesundheitsfragen ist, sagte: „Da musst du zum Gynäkologen."
Ich muss gar nichts! Ich vertraute Lachesis und überließ die Heilung der Homöopathie. Es trat nie wieder eine Blutung auf. Lachesis hat geheilt.
Eine ständig rezidivierende Harnblasenentzündung heilte Medorrhinum C200. Gleichzeitig verschwand meine Angst durch Medorrhinum.

Ich schrieb mein Buch „Der Spirit der Homöopathie" und behandelte wieder in meiner Praxis Bedürftige mit klassischer Homöopathie.
Im Sommer 2025 kamen neue homöopathische Arzneien zu mir. Es handelt sich um potenzierte Edelsteine als homöopathische Arzneien.
Die Homöopathin Anne Schadde hat Edelsteine zu homöopathischen Arzneien potenziert und Arzneimittelprüfungen durchgeführt.

Der Wassermelonenturmalin ist nach Anne Schadde der Christusstein. „Vom Kreuzweg bis zur Auferstehung“, sagt Anne Schadde. Die Homöopathin hat den Wassermelonenturmalin potenziert und zu Ostern, dem Fest der Auferstehung, fanden die Arzneimittelprüfungen statt.
Anne Schadde beschreibt in einem Vortrag bei Online-Homöopathiekongress den Stein und ich fühle mich sofort berührt und bestelle mir die homöopathische Arznei Turmalin Wassermelone bei Remedia in einer C30er Potenz. Ich nehme täglich drei Globuli.
Eine Woche später sitze ich am Vorabend meines 60. Geburtstages in meiner Praxis. Ich erkläre die Klassische Homöopathie und präsentiere mein Buch „Der Spirit der Homöopathie“, viele interessierte Leute sind da. Sie waren früher Patienten in meiner Praxis. Einige sind es bereits wieder. Eine liebe Hebamme, mit der ich immer gut zusammen gearbeitet habe, hat die Veranstaltung über ihren Status in die Öffentlichkeit gegeben. So ist der Raum mit lieben Menschen gut gefüllt. Sie haben mir Blumen und Geschenke zum 60. Geburtstag mitgebracht. „Schön, dass Du wieder da bist“, sagen viele und freuen sich. Ich bin gerührt von so viel Liebe und Dankbarkeit.

Auferstehung

Seit einer Woche nehme ich täglich den Wassermelonen-Turmalin als homöopathische Arznei.

Ich sitze in meiner Praxis im Rollstuhl. Ich kann nicht aufstehen. Ich sitze.
Doch heute, am Abend vor meinem 60. Geburtstag, findet eine Auferstehung in mir statt.
Ich bin endlich angekommen, ich lebe endlich das, was mir Gott geschenkt hat: die Gabe zur klassischen Homöopathie.
Ich trage die klassische Homöopathie tief in mir. Wenn mir Menschen ihre Probleme erzählen, weiß ich schon die passende homöopathische Arznei. Meine Materia medica ist in meinem Herzen.
Am Morgen sitze ich zu meinem 60. Geburtstag mit meinem Mann und meinem Sohn am Frühstückstisch. Die Sonne geht über dem Wald auf. Eine warme Hand liegt auf meinem Brustbein. Mit meinen irdischen Augen ist nichts zu sehen. Aber mein Herz fühlt die Christusenergie. „Du bist angekommen", sagt die Stimme in mir. Ich bin auf dem Heilweg mit der Klassischen Homöopathie angekommen.
Ich bin 60 Jahre. Ich sitze im Rollstuhl. Mir fehlt nichts. Ich bin glücklich.
Es ist nicht körperliche Unversehrtheit, die uns glücklich sein lässt. Es ist das Gefühl in Herz und Seele.
Eine Woche täglich drei Globuli Wassermelonenturmalin C30 haben dieses Wunder bewirkt.
Einen Monat später bekam ich eine Halskette aus Wassermelonenturmalin.
Im Herbst schenkte mir meine Kunsttherapeutin eine Karte, in der im durchscheinenden Licht ein Wassermelonenturmalin zu sehen ist. Im inneren

Stein, im Magentabereich erscheint der segnende Christus.
Ich sehe von meinem Bett aus diese wunderschöne Karte im Morgenlicht. Und jeden Tag bin ich im Christussegen. Danke!
Für mich ist der Wassermelonenturmalin der Christussegen.
Nicht körperliche Unversehrtheit ist das Glück, sondern:

Glückseligkeit ist im Herzen

Wer im Herzen Glückseligkeit fühlt, dem fehlt nichts im Außen.
In der Kunsttherapie gibt mir meine Kunsttherapeutin einen Begriff, dazu soll ich ein Bild malen. Der Begriff ist Behausung. Ich male Himmel und Erde und eine Höhle. Das Licht des Himmels (blau) ist auch im Inneren der Höhle.
Meine Kunsttherapeutin sagt mir, das gehört zur Biografiearbeit. Ich verstehe, die Behausung ist mein Körper. Der Himmel ist in mir.
Homöopathisch wirkt gerade Lachesis in mir.
Die Höhle ist ein großer Bogen. In der Mitte richtet sich eine Schlange auf. Im alten Testament erhält Moses von Gott den Befehl die Schlange aufzustellen. Die Schlange wird später als Äskulapstab zum Symbol für Heilung.
Mit Lachesis kommt mein gelähmter Darm in Bewegung und mein linker Arm lockert sich.
Mir geht es gut. In mir steht die Schlange.

Streptococcinum macht den Weg frei

Als Nosode macht Streptococcinum den Weg frei, dass das ähnlichste Mittel (das Similia) wieder wirken kann.

Ich nehme seit vier Wochen täglich Streptococcinum.

Nun wirkt Lachesis wieder, das vor dem Streptococcinum keine Wirkung mehr zeigte.

Das bedeudet für mich:

Streptococcinum macht den Weg frei, dass das Similia wieder wirken kann.

Es ist großartig, diesen homöopathischen Heilweg zu gehen, den mir Gott gab.

Homöopathie ist eine Gottesgabe

„Du lernst doch jeden Abend Arzneimittelbilder“, sagten meine Mitstudenten in der Heilpraktikerschule vorwurfsvoll und manchmal auch ein bisschen neidisch.

Nein, ich lernte nichts auswendig. Ich wusste es einfach und fühlte die Arzneien in mir.

Gott hat mir dieses Talent geschenkt. Ich kann nichts dafür. Ich habe nichts auswendig gelernt. Ich fühle es einfach, es kommt aus mir heraus. Ich kann nichts dagegen tun. Da ruft die Homöopathin in mir.

In einem Geschäft erzählt ein Verkäufer etwas. Mein Mann und ich wollten uns nur einen neuen Fernsehapparat aussuchen.

Der Verkäufer ist das Arzneimittelbild Lycopodium. Nach fünf Minuten weiß ich nicht, welchen Fernseher wir kaufen, aber ich weiß das homöopathische Mittel für den Verkäufer. Ich sage nichts. Denn ich erteile keinen Rat, wenn man mich nicht fragt.

Liebe ist göttlich

Die Menschen, die meine homöopathische Hilfe möchten, werden den Weg zu mir finden.
Ich arbeite nicht für Rechnungen. Eine Spende, die jeder Klient selbst bestimmt, genügt.
Ich arbeite aus Liebe. Aus Liebe zum Menschen und aus Liebe zur Homöopathie.
Wenn jeder aus der Motivation Liebe sein Leben lebt, da hätten wir den Himmel auf Erden. Denn Liebe ist göttlich.
„Du musst doch sagen, was Du bekommst. Du musst doch einen Stundensatz haben", sagte einst eine Patientin. „Du bestimmst, was es Dir wert ist", antwortete ich. „Ich dachte, ich bekomme eine Rechnung", sagte eine andere, die kein Bargeld dabei hatte. Sie wollte daraufhin noch einmal kommen. Ich biete ihr an, dass sie beim nächsten Termin ihre Spende geben darf. Es eilt nicht. Die meisten Menschen schätzen den Wert meiner Arbeit und sie sind dankbar.

Dankbarkeit ist der Türöffner zur göttlichen Liebe

Wer dankbar ist, der kann sich demütig verneigen vor der Großartigkeit der Schöpfung.
Demütig verneige ich mich vor dem göttlichen Geschenk der Homöopathie.

Dankbar bin ich, dass ich die Homöopathie als Geschenk bekam.
Die Tür öffnet sich und durch Dankbarkeit entsteht Liebe.
Ich liebe die göttliche Schöpfung mit allen Wesen und den Menschen.
In Liebe begegne ich meinen Mitmenschen.
Demütig in Liebe öffne ich mich für die göttliche Homöopathie.

Streptococcinum-Heilungen

„Meine Hitzewellen sind besser", sagt eine Patientin nach einer Woche Streptoccinum. Eine andere, die eine Woche Streptococcinum C30 regelmäßig nimmt, berichtet: „Mein Tinitus ist nicht weg. Aber er ist verändert. Ich nehme ihn nicht mehr so sehr wahr. Die Ohrgeräusche nerven nicht mehr so."

Bewusstwerdung mit Streptococcinum

Ich nahm vier Wochen Streptococcinum C30. Seit einer Woche nehme ich täglich Streptococcinum LM30.
Mir wurde bewusst: Entsprechend der Ähnlichkeitsregel der Homöopathie ist Streptococcinum die Ursache für Entstehung aller Krankheiten.
Die männliche Samenzelle dringt in die weibliche Eizelle, die sich im Uterus einnistet und ein neuer Körper entsteht.

Die männliche Samenzelle ist ähnlich der Streptokokke, die sich in einem Gewebe einnistet, und die Krankheit entsteht.
Entsprechend der Ähnlichkeit in der Homöopathie ist die Entstehung unseres Körpers die Krankheit.
Das bedeudet, ein Körper allein ist krank und unvollkommen. Ihm fehlt etwas.
Erst wenn der göttliche Funke einzieht und den Körper bewohnt, fehlt nichts mehr und aus einem Körper wird ein heiliges Wesen.
Der Körper, der vom göttlichen Funke beseelt und belebt ist, wird durch diesen Funke heil.
Das heißt also, dass es einen Teil in uns gibt, der nie von Krankheit betroffen sein kann, der göttliche Funke. Und es bedeutet weiter, dass nur ein Körper von Krankheit betroffen sein kann. Aber der Körper braucht den göttlichen Funke, um im Krankheitsfall zu heilen.
Ich sitze nach einem Schlaganfall halbseitig gelähmt im Rollstuhl.
Mein Körper ist behindert, weil er an den Folgen einer Krankheit leidet.
Doch der göttliche Funke in mir ist von der Behinderung nicht betroffen. Er ist vollkommen heil.
Mein Geist ist heilt. Mein Geist hat Bücher geschrieben und schreibt jetzt dieses Buch. Mein Geist behandelt andere homöopathisch.
Der göttliche Funke in mir ist unversehrt.
Nur der Körper ist behindert.
Das ist mir nach der regelmäßigen Einnahme von Streptococcinum bewusst geworden.

Die Ursache aller Krankheiten

.... ist unser Körper.
Der göttliche Funke ist vollkommen heil.

Wie Heilung entsteht

Die Energie folgt der Aufmerksamkeit.
Heilung entsteht, wenn wir unsere Aufmerksamkeit auf das richten, was heil ist.
Wenn wir unsere Aufmerksamkeit auf den göttlichen Funke in uns richten, entziehen wir der Krankheit und dem Körper die Aufmerksamkeit.
Die Homöopathie heilt gemäß der Ähnlichkeit.
Ein aus der Materie gelöstes potenziertes Mittel heilt in geistiger Energie und stärkt den göttlichen Funke, der heil ist.
Homöopathie heilt als geistige Energie.
Die wissenschaftliche Medizin schenkt der Krankheit die Aufmerksamkeit, so wird diese verstärkt.
Kommt jemand zum Arzt, der hohen Blutdruck hat, so wird der Arzt zuerst sagen: „Du lieber Gott, Ihr Blutdruck ist viel zu hoch. Da könnte es passieren, dass sie einen Schlaganfall oder einen Herzinfarkt bekommen und womöglich sterben." Der Patient hat Angst vor diesem Horrorszenarium, welches ihm prophezeit wurde. Er nimmt die Tabletten, die den Blutdruck senken sollen. Vielleicht hilft es, oder auch nicht.
Ich selbst habe einmal Betablocker genommen und mein Blutdruck war höher als je zuvor. Erst als ich die Tablette absetzte und eine passende

homöopathische Arznei regelmäßig nahm, normalisierte sich mein Blutdruck.
Eine Patientin nimmt viele Medikamente für ihren Blutdruck und ihr Herz. Sie geht oft zu ihrer Hausärztin, zusätzlich zum Cardiologen und trotzdem sagt sie oft mit weinerlicher Stimme: „Och, mein Blutdruck spinnt schon wieder.“ Sie kontrolliert täglich ihren Blutdruck und steigert sich so hinein, dass der Körper gar nicht anders kann, als Stresshormone auszuschütten. Diese erhöhen den Blutdruck.
Geht die Patientin mit diesem Problem zum Homöopathen, so möchte dieser genau wissen, wie es der Patientin ergeht.
Dabei wird er die Angst der Patientin erkennen.
Der Homöopath findet ein passendes homöopathisches Mittel, das so genannte Similium für die Patientin.
Drei Wochen später hat die Patientin weder hohen Blutdruck, noch Ängste. „Ich messe nicht mehr täglich meinen Blutdruck und fühle mich viel freier“, berichtet die Patientin.
Heilung entsteht, wenn wir uns auf Heilung konzentrieren.
Krankheit entsteht oder bleibt, wenn wir uns ängstlich auf die Krankheit konzentrieren.

Krankheit ist von Menschen gemacht

Jeder erschafft die Krankheit in seinem Leben.
Der Verstand erschafft die Krankheit.

„Ich habe doch täglich meine Brust untersucht, ob ich einen Knoten habe. Ich war immer beim Gynäkologen, der hat meine Brust abgetastet. Und ich war auch regelmäßig zur Mammographie“, erzählte mir vor vielen Jahren eine Patientin. „Nun habe ich Brustkrebs. Das kann doch nicht sein“, sagte die verzweifelte Patientin.

Doch genauso funktioniert es. Genauso machen wir Krankheit.

Täglich suchte die Patientin einen Knoten in ihrer Brust, bis sie endlich einen hatte. Als er da war, sagte sie verzweifelt: „Das kann doch nicht sein“, dabei hat sie diesen Knoten selbst gerufen. Sie hat ihre Krankheit selbst gemacht.

Wir ziehen das in unser Leben, was wir befürchten.

Ich empfahl der Patientin eine homöopathische Klinik in der Schweiz. Dr. Wurster, der Chef der Klinik ist spezialisiert auf Tumorbehandlung mit Homöopathie.

Doch die Patientin wählte für sich den Weg der Chemotherapie ohne begleitende homöopathische Behandlung.

Dann war durch meinen Schlaganfall meine Praxis geschlossen und ich hatte keinen Kontakt mehr zu der Patientin. Inzwischen habe ich von anderen erfahren, dass die Patientin an ihrem Krebsleiden verstorben ist.

Wir können Krankheiten nicht bekämpfen, um zu heilen.

Im Kampf bekämpfen wir unsere gesamte Lebensenergie.

Homöopathie kämpft nicht, Homöopathie stärkt die Lebensenergie. So heilt sich der Mensch durch die passende homöopathische Arznei selbst.
Durch viele schulmedizinische Kampfmaßnahmen wird die Lebensenergie geschwächt.
Ein Verwandter verstarb in einer Uniklinik. Der Arzt sagte uns: „Er stirbt nicht am Krebs, sondern am Organversagen durch die Chemotherapie“, ich nickte und dankte dem Arzt für seine Ehrlichkeit. So etwas ist selten.
Denn auch der Arzt gibt nicht gern zu, dass die Therapie, die er anwandte, schadet anstatt zu heilen.
Auch ein Arzt steckt häufig in einer Zwickmühle. Eigentlich ist ihm klar, dass mancherlei Therapie nicht heilt. Doch er empfiehlt diese trotzdem, um dem Patienten doch noch irgendwie zu helfen. Und der Arzt hat den Eid des Hippokrates geschworen, der ihn verpflichtet, Krankheiten zu behandeln.
Der Homöopath hat keinen Eid abgelegt. Er behandelt nach bestem Wissen und Gewissen und hoffentlich in Liebe und im Vertrauen auf die Selbstheilungskräfte des Klienten.

Der inneren Heilung vertrauen

Wenn der Homöopath die passende Arznei, das Similia, gefunden hat und diese dem Klienten verordnet, hat er das Seine getan. Den Rest und sogar den wesentlichen Teil erledigt der Mensch selbst. Er nimmt die Arznei ein und vertraut seiner inneren Heilung.
Die innere Selbstheilung heilt uns und nichts anderes.

Eine Krankheit, die durch Chemie bekämpft werden soll, verlässt den Körper nicht dauerhaft. Irgendwann kommt sie zurück, in der Fachsprache heißt es, es sei ein Rezidiv.
Doch es gibt auch Spontanheilungen. Und eine Krankheit ist einfach verschwunden.
Keiner kann es erklären, weil Wunder nicht möglich sind. Unser Verstand kennt keine Wunder, weil sie nicht erklärbar sind. Und der Verstand kennt nur das, was er erklären kann. Wunder akzeptiert er nicht.

Wunder

Der Verstand glaubt nicht. Was er nicht beweisen und verstehen kann, wird als nicht vorhanden abgetan.
Doch schon Einstein sagte: „Es gibt keinen Beweis, dass es Gott gibt. Es gibt aber auch keinen, dass es Gott nicht gibt."
Es gibt keinen offiziellen Beweis, dass Homöopathie heilt. Ich brauche als Homöopathin keinen Beweis. Ich habe schon viele Heilungen mit Homöopathie gesehen. Wer heilt hat Recht.
Also hat Homöopathie Recht. Mehr brauche ich nicht. Mir genügen die wunderbaren Heilungen, die ich mit der Homöopathie sehen durfte. Viele Homöopathen und dankbare Homöopathieanwender werden mir das bestätigen.
Ein junges Mädchen ersucht meinen Rat. Sie hat starke Schmerzen, während der Menstruation. Es ist so schlimm, dass sie öfters deswegen aus der Schule abgeholt werden muss. Schlimmer noch leidet sie an

einer starken Akne im Gesicht. Die Gynäkologin hat ihr die Pille verschrieben, mit der Aussicht auf Besserung. Doch diese trat nicht ein. Ich verordnete dem Mädchen Sepia als homöopathisches Similium. Nach zwei Wochen war die Akne schon viel besser. Nach einem viertel Jahr hatte das Mädchen keine Menstruationsschmerzen mehr und musste nicht mehr dem Unterricht fernbleiben. Von Akne ist keine Spur mehr.

Ein kleines, vielleicht sogar großes homöopathisches Wunder war geschehen.

Ein Mann hatte eine starke Neurodermitis. Nach einem Monat rief er an und teilte mir mit, dass es ihm sehr gut geht. Er sei außerdem viel ruhiger geworden. Wenn er wieder einmal ein Problem hätte, würde er in jedem Fall wieder in meine homöopathische Praxis kommen.

Zufriedene Patienten sind das größte Geschenk für jeden Behandler.

Und das Gute ist, dass wir als Homöopathen immer staunend daneben stehen und ein kleines Wunder miterleben dürfen.

Eine Frau hatte ständig Harnwegsinfekte. Antibiotika half nicht mehr, sie reagierte bereits auf viele resistent. Ein homöopathisches Similium und eine zusätzliche Nosode heilte ihre Blasenentzündung. Sie war ohne Beschwerden. Wegen zu hohem Blutdruck war sie zwischenzeitlich im Krankenhaus. „Die haben nicht einmal meinen Urin untersucht“, erzählte sie mir aufgebracht.

„Warum denn ?“, fragte ich, „es geht dir doch wieder gut. Willst du unbedingt wieder eine Diagnose?“

Diagnosen machen krank

Ich habe weiter oben beschrieben, dass Krankheiten von Menschen gemacht werden. Auch Diagnosen machen krank. „Um Gottes Willen, ihr Cholesterin ist zu hoch“, sagt der Arzt, der die Blutwerte im Computer mit runzelnder Stirn betrachtet.
„Ich esse doch gar keine fettigen Sachen“, sagt die Patientin entsetzt.
Später erzählt sie es ihrer Homöopathin. Diese erklärt ihr, dass Cholesterinwerte nichts mit der Ernährung zu tun haben. Cholesterin bildet der Körper selbst, um Zellen aufzubauen und zu regenerieren.
Als Homöopathin gebe ich eine Nosode, die die Cholesterinproduktion einpegelt. Dazu gebe ich eine Arznei, die die Leberzelle schützt.
In der Homöopathie gibt es keine Diagnosen, die uns krank machen. Es gibt nur Energien, die aus dem Gleichgewicht geraten sind.
Die passenden Arzneien bringen die Energien wieder ins Gleichgewicht und stärken die Lebensenergie. Die Homöopathie wirkt.

Und daran muss man nicht glauben

Homöopathie wirkt, auch wenn wir nicht daran glauben.
Ein Baby hat einen Infekt mit Schnupfen und Husten. Das Baby ist sehr weinerlich. Ich verordne Pulsatilla. Drei Tage später ist alles gut. Das Baby hat nicht an

Homöopathie geglaubt. Das Baby hat vielleicht nicht einmal die süßen Globuli in seiner Wangentasche registriert. Denn die süßen Globuli schmecken genauso wie die süße Muttermilch, die es kennt.
Homöopathie ist keine Glaubensfrage. Sie wirkt entsprechend der Ähnlichkeitsregel mit der passenden Arznei.
Eine Patientin kam wegen Haarausfall und Panikattacken in meine Praxis. Ich verordnete eine homöopathische Arznei und gab ihr einen späteren Termin. Sie erschien wie verabredet, ihre Probleme waren weg.
Doch jetzt hatte ihr Nachbar ein Pferd, das sie sieht, wenn sie sich im Garten aufhält. Sie hat eine Tierhaarallergie, und bei ungüstigem Wind schwillt die Nase zu. Sie hat Wut auf ihren Nachbar, der ihr einfach ein Pferd „vor die Nase stellt", sie erklärt ihm ihre Probleme, doch das Pferd bleibt. Die Wut der Patientin bleibt, sie hat die Nase voll. Wovon hat sie die Nase voll? Vom Pferd oder von der Wut? Aufgrund der Wut bekommt die Frau Belladonna.
Nach einem halben Jahr kommt sie wieder. Das Pferd ist noch da, aber sie kommt besser zurecht und hat kaum noch Allergiesymptome.
Ich sage: „Prima, da ist ja momentan kein homöopathischer Behandlungsbedarf", ich wünsche der Patientin alles Gute und gebe ihr keinen neuen Termin. Sie darf sich jederzeit melden, wenn es nötig ist.
Denn das Festhalten an Therapeuten und die Sicherheitstermine sagen dem Unterbewusstsein,

dass es ruhig ein Problem kreieren darf. „Wir haben ja einen Termin, nur zur Sicherheit.“
Es gibt keine Sicherheit. Ich kenne viele Menschen, die ständig zur Vorsorgeuntersuchung gehen und trotzdem krank werden.
Es gibt keine wirkliche Sicherheit.

Inneren Frieden bewahren

Eine Verwandte klagt oft: „Der alte Scheißkrebs.“ Eine andere Verwandte antwortete ihr einmal: „Wenn es der Krebs nicht wäre, wäre es etwas anderes“, genauso ist es. Das Leben ist wie es. Am besten ist es, wenn wir das Leben nehmen, wie es ist, ohne zu hadern, ohne zu zweifeln. Ohne Bewertungen.
Diagnosen und Prognosen bewerten und schreiben vor, was dann auch geschehen wird, weil wir es mit unserer Angst in unser Leben ziehen.
Diagnosen und Prognosen stören unseren inneren Frieden, den wir brauchen, um zu heilen.
Meine Mutter hatte Gallenblasenkrebs: Sie wurde operiert und bekam weiter keine Chemotherapie oder Bestrahlung. Nach der Operation fragte sie den Arzt: „Wie lange werde ich noch leben?“ Der Arzt zuckte mit den Schultern und sagte, vielleicht bis Weihnachten.
Das war Ende August. Ich begleitete meine Mutter homöopathisch. Und sie vertraute, dass ihr Gott noch Zeit gab, die sie besonders intensiv mit ihrem Enkelsohn verbringen wollte. Sie hatte ihren Frieden mit der Krankheit und ihrem Leben gemacht.

Sie hat noch ein schönes Weihnachtsfest mit uns erlebt. Erst im Februar ist sie friedlich, zu Hause, im Kreis ihrer Familie verstorben.
Meine Mutter hat es genommen, wie es war und hat ihre geschenkte Zeit dankbar gelebt.
Annehmen, wie es ist, lässt uns im Frieden sein mit allem was ist. Kein Problem ist es Wert, unseren inneren Frieden stören zu lassen.
Unseren inneren Frieden sollten wir uns bewahren, um gut zu leben und zu heilen.

Homöopathie schenkt uns Frieden

Viele Menschen erzählen mir nach der Einnahme einer homöopathischen Arznei, dass sie sich ruhiger fühlen, dass sie das Leben gelassener nehmen. Darüber wundern sie sich oft. „Ich wollte doch nur, dass der Juckreiz aufhört. Und jetzt ist so viel Gutes nebenbei geschehen." Ganz oft berichten Menschen, dass sie sich emotional viel besser fühlen.
Homöopathie heilt auf allen Ebenen und schenkt uns Frieden, in dem wir heilen können.
Homöopathie ist keine Antimedizin, die eine Krankheit bekämpft.

Die homöopathische Arznei schenkt uns den Geist der Heilung

Homöopathie nimmt die Krankheit wahr und lässt sein, was ist. Dann schenkt sie uns mit einer passenden Arznei den Geist der Heilung.
Aus der festen Materie ist durch die Potenzierung der Geist gelöst. Dieser Geist der Heilung heilt und bringt

das, was aus dem Gleichgewicht geraten ist, wieder ins Gleichgewicht.
Krankheit wird nicht bekämpft. Sondern über den Geist der Heilung wird das Gleichgewicht wieder hergestellt.
Wir befinden uns im gesunden Gleichgewicht, wenn wir in Symbiose sind mit dem Leben, wie es ist. Wir müssen nichts verändern, wir müssen nur in Symbiose mit dem Leben sein. Krankheit gibt es nur in einem Leben, in dem keine Symbiose mehr ist.

Streptococcinum- das neue Miasma der Symbiose?

Seit zwei Monaten nehme ich Streptococcinum. Ich nehme die Potenzen C30, LM30 und C200, intuitiv.
Ich male ein Bild: Wasser und im Wasser bewegen sich Streptokokken. Sie haben einen Kopf und einen langen beweglichen Schwanz, so können sie sich im Wasser bewegen. Im Wasser ist alles Leben entstanden. Wir schwimmen im Fruchtwasser, bevor unser Körper geboren wird. Meine gemalten Streptokokken schwimmen in Symbiose im Wasser. Sie wissen, dass es richtig ist, wie es ist. Sie sind im Frieden mit ihrem Leben. Sie sind in Symbiose.
Oben links malte ich ein Herz, das alles in Liebe ist. Jetzt hängt mein Bild an der Wand, und ich stelle fest, dass mein gemaltes Herz eine Gebärmutter ist. Es sollte wohl so sein. Es ist die kosmische Gebärmutter. Alles, was Gott erschaffen hat, ist in Symbiose. Alles passt zueinander.

Erst unser menschliches Ego erschafft aus dieser Symbiose eine Dysbiose.
Die Streptokokke sucht die Symbiose. Sie sucht sich das Gewebe, das zu ihr passt, in dem sie sich einnisten kann.
Entsprechend der Ähnlichkeitsregel der Homöopathie hilft uns dann die potenzierte Streptokke, Streptococcinum wieder in Symbiose mit dem Leben zu kommen.

Seit drei Monaten nehme ich Streptococcinum. Meine Schwiegertochter, die nie etwas für mich tat und sich immer ablehnend mir gegenüber verhält, hilft mir im Rollstuhl und schiebt mich vom Lift ins Haus. Das Ganze ist auch noch begleitet von freundlichen Worten. Ich kann es kaum fassen.
In meinem Pflegedienst gibt es eine Pflegekraft, die Menschen hasst und sich Mitgefühl abgewöhnt hat. Das sagt sie selbst.
Ich bin immer froh, wenn sie nicht in meiner Tour ist und mich nicht pflegt.
Seit drei Monaten nehme ich Streptococcinum. Die Pflegekraft hat mich seit drei Monaten noch nicht wieder versorgt. Es ist mir fast schon unheimlich.
Patienten, die ich homöopathisch behandelt habe, geben mir alle positive Resonanz und haben Heilung erfahren, seit ich Streptococcinum nehme.
Menschen halten mir Türen auf und machen den Weg frei, wenn ich im Rollstuhl komme. Oft war das Gegenteil der Fall. Seit ich Streptococcinum nehme, bin ich von netten Menschen umgeben, die Rücksicht auf Behinderte nehmen. Ich bin erstaunt.

Und ich verstehe, auf einer tiefen Ebene, dass Heilung bei jedem selbst beginnt. Ein Therapeut, der Konflikte in sich trägt, kann keinem helfen, Konflikte zu lösen.
Und ich verstehe, wenn etwas schief läuft, sind nicht äußere Umstände oder andere Menschen schuld.

Alles beginnt bei uns selbst

Wenn wir nicht in Symbiose mit dem Leben sind, gerät vieles aus dem Gleichgewicht. Das Gleichgewicht muss wieder hergestellt werden, um in Symbiose zu leben, mit dem Leben, wie es ist.
Jeder muss in sich selbst im Gleichgewicht sein, bevor er das Gleichgewicht mit anderen findet.
Wer mit sich selbst im Ungleichgewicht ist, ist das auch mit seiner Familie und mit seinen Freunden.
In meinen täglichen Meditationen fühle ich mich oft wie eine Streptokokke im Wasser schwimmend. Oft rollt dabei eine Träne aus meinem linken Auge und ich „beweine" eine Situation meines Lebens, in der ich mich gegen eine Symbiose gewehrt habe und mich zurückgezogen habe als Boden, in dem sich „eine Streptokke" hätte einnisten können. In einer Meditation erklärt mir die Streptokke: „Ich konnte mich nicht bei dir einnisten. Du warst noch nicht bereit. Ich hätte dich überfordert mit dem, was ich gebraucht hätte und was dir damals möglich war." Es war damals noch nicht der richtige Zeitpunkt, ein Kind zu empfangen und die Verantwortung einer Mutterschaft zu übernehmen. Deshalb habe ich die schwangerschaftsverhütende Pille genommen. Ich

stand nicht als „Nest“ zur Verfügung, in der die „Streptokokke“ in Form von männlichen Sperma hätte einnisten können. Die Beziehung ging auseinander.
Ich lerne in meinem Streptococcinumtripp, dass nur sicher im Leben ist, was selbst stark verwurzelt ist. Damals fehlte mir sicherer Halt, den ich weiter im Außen suchte.
Erst dreißig Jahre später, im Rollstuhl, begann ich den Halt in mir selbst zu finden.

Streptococcinum verwurzelt

Zum damaligen Zeitpunkt fehlte mir selbst noch die Wurzel im Leben. Ich war unsicher und haltlos. Im Rollstuhl musste ich sitzen, um anzukommen und meine Wurzeln zu schlagen.
Und nun nach acht Jahren im Rollstuhl, entdecke ich die homöopathische Arznei, die uns hilft, uns in unserem Leben zu verwurzeln. Dem Ähnlichkeitsprinzip entsprechend sagt uns die Streptokokke: „Finde deinen Platz, an den du hingehörst und schlage deine Wurzel.“ So, wie sich eine Streptokokke an einem guten Platz einnistet, dürfen wir mit Streptococcinum „Fuß fassen“ auf unserem Platz im Leben.
Unser Platz ist dort, wofür uns Gott geschaffen hat. Es gibt keinen besseren, als den unseren.

Alles, was wir brauchen, ist da

Die Streptokokke nistet sich ein, wo sie ein geeignetes Milieu für sich gefunden hat. Und dort ist alles da, was sie braucht.

Streptococcinum zeigt uns: „Alles, was du brauchst ist da", wir müssen nicht ständig im Außen nach etwas besserem suchen.

Gott hat uns alles gegeben, was wir brauchen, um zu leben.

Jedes Talent, jede Begegnung ist ein Geschenk. Die Streptokokke nimmt ihr Geschenk an, ihren Platz im Leben.

Streptococcinum lässt uns erkennen, dass alles Leben ein Riesengeschenk ist. Mit Streptococcinum können wir endlich „Fuß fassen" und müssen nicht mehr in der Luft hängen. Entsprechend der Ähnlichkeit in der Homöopathie fasst eine Streptokokke schnell Fuß, wenn sie ihren geeigneten Platz gefunden hat. So dürfen wir mit der potenzierten, vergeistigten Form der Streptokokke Fuß fassen auf unserem Platz. Wir leben in Symbiose mit dem was ist.

Was immer es ist, mit Streptoccinum kehrt die große Versöhnung ein.

Versöhnung mit dem Leben

Wir versöhnen uns mit dem Leben.

„Ich will das nicht mehr. Ich will, dass die Krankheit endlich vorbei ist." Das ist nach Andreas Tilch das Arzneimittelbild von Streptococcinum. Mit der Einnahme der Arznei hören wir auf zu hadern und zu

zweifeln. Wir nehmen an, was im Leben ist. Ein anderes gibt es nicht.
Die Versöhnung mit dem Leben ist das Fest, welches wir mit der Arznei Streptococcinum feiern.
Meine Freundin sagte während eines Infektes: „Ich will, dass das endlich vorbei geht“, Streptococcinum half.
Die Streptokokke ist versöhnt mit ihrem Leben und findet ihren Platz im Leben.
Jeder hat seinen Platz.
Wenn ein Mensch seinen Platz gefunden hat, richtet er sich auf seinen Platz ein.
Ich habe kalte Füße und glühende, rote Wangen. Das sind typische Belladonnasymptome.
Ich nehme Belladonna C30 und begebe mich vorm Einschlafen im Bett in meine Abendmeditation.
In meiner Meditation erscheint mir Belladonna, als Pflanze steht sie vor mir, die Tollkirsche. Sie hat ihren Platz eingenommen.
Als Homöopathika kann sie bei Streptokokkeninfektionen ein Heilmittel sein. Scharlach wird von Streptokokken ausgelöst. Belladonna ist eine wichtige Arznei bei Scharlach.
Streptokokken lösen Zahnwurzelentzündungen aus, Belladonna ist eine passende Arznei.
Noch während meiner Meditation erwärmen sich meine Füße und ich fühle mich wohl.
Ich sehe: Die Streptokokke findet einen Platz. Doch der Platz ist oft mit der Streptokokke nicht einverstanden. Dann hilft dem Platz Belladonna, um bereit zu sein.

Einswerden mit der Homöopathie

Belladonna macht den Platz bereit, um sich mit der Streptokokke zu versöhnen und eine Symbiose zu bilden.

Die weibliche Yinenergie (der Platz)ist bereit die männliche Yangenergie (die Streptokokke) aufzunehmen.

Wie bei einer Schwangerschaft nimmt die weibliche Eizelle die männliche Samenzelle auf. Yin und Yang vereinen sich.

Ich denke an eine Patientin, der ich vor meinen Schlaganfall ein homöopathisches Mittel verordnete, dass ihr helfen sollte, ihren Kinderwunsch zu erfüllen.

Nach vier Wochen rief sie mich voller Freude an, sie war schwanger.

Nachdem ich von der Reha nachhause kam, erhielt ich eine Karte von der Patientin mit einem Foto ihres Babys. Ich habe mich sehr gefreut.

Homöopathie hat es möglich gemacht, dass sich Yin und Yang vereinten und neues Leben durfte entstehen.

Wo etwas Eins wird, darf etwas Neues geboren werden. Und die Homöopathie kann uns helfen, Eins zu werden.

Die Homöopathie als Wegbegleiter

Homöopathie hilft uns nicht nur, Krankes zu überwinden. Homöopathie stärkt die Lebensenergie in uns und kann uns als guter Wegbegleiter dienen.

Lachesis half mir aus dem Klimakterium heraus zu treten und mich von der Körperlichkeit zu lösen und im Geist anzukommen.
Turmalin half mir, den Christus in mir als meinen Heiler zu fühlen und bei meiner „geistigen Auferstehung“ in meinem zweiten Leben, dass mir Gott nach meinem Schlaganfall geschenkt hat.
Streptococcinum hilft mir in meiner Yinenergie anzunehmen und ein symbiotisches Leben zu führen.
Alle Arzneien haben mich auf meinem Heilweg begleitet und mich spirituell weiter gebracht, während mein Körper Heilung fand.
„Homöopathie ist mehr als Heilung. Homöopathie ist Bewusstseinserweiterung“, sagt die großartige Homöopathin Antonie Peppler.
Viele Homöopathen behaupten, man dürfe nicht mehrere Arzneien geben. Hallo, woher wissen sie das? Haben Sie Hahnemanns Organon nicht gelesen?
Im Organon beschreibt Hahnemann, wenn keine vollständige Heilung eintritt, muss der Fall neu aufgenommen werden und eine andere, passendere Arznei gefunden und verabreicht werden.
Ich gebe oft ein Mittel, später ein anderes und wieder später noch ein weiteres Mittel.
Denn wir verändern uns auf unserem Lebensweg, und wenn wir uns verändert haben, benötigen wir auch andere Wegbegleiter, die dann zu uns passen, weil wir nicht mehr der sind, der wir waren. Wir sind vielleicht jetzt ein anderer, der ein ähnliches Mittel entsprechend benötigt.
Freunde und Beziehungen begleiten uns ein Stück auf unserem Weg. Irgendwann wenden sie sich ab

und gehen nicht mehr an unserer Seite. Manche Beziehungen brauchen wir nur für ein Stück unseres Weges, dann lassen wir sie in Liebe los.
Dann finden sich andere Wegbegleiter, die jetzt zu uns passen.
Genauso ist es mit der Homöopathie. Eine Arznei passt bis wir uns verändern. Dann braucht es etwas anderes. Und das darf so sein. Dann lernen wir, wann die Zeit gekommen ist, loszulassen.

Alles hat seine Zeit

Und wenn wir loslassen, kommt etwas neues, das wir mit unserer Yinenergie in uns aufnehmen.
Alles hat seine Zeit. Auch homöopathische Arzneien haben ihre Zeit. Dann brauchen wir ein Similium, das zu dem veränderten Menschen entsprechend der Ähnlichkeitsregel in der Homöopathie passt.
Die Homöopathen unter meinen Lesern erkennen nun leicht, dass ich kein festgefahrener Vertreter eines Konstitutionsmittels bin.
Es ist möglich, dass ein bestimmtes Konstitutionsmittel ein Leben lang passt. Doch meistens reicht es nicht allein und heilt es nicht allein.
Wir verändern uns, weil wir uns immer gemäß unserer Erfahrungen entwickeln.
Ich bin nicht mehr die Frau, die ich mit 30 war. Damals brauchte ich oft Sepia. Jetzt bin ich ein altes sechzigjähriges Lachesisweib geworden.
Ich habe jede Zeit intensiv gelebt und nichts versäumt. Ich muss heute als sechzigjährige Alte mit

weißem Haar nichts mehr nachholen, was ich mit zwanzig versäumte. Ich habe immer intensiv gelebt, ich habe nichts versäumt.
Jetzt ist eine andere Zeit und auch diese lebe ich intensiv in Symbiose mit dem, was ist. Auch mein weißes Haar muss ich nicht unter künstlicher, falscher Farbe verstecken.
Ich bin die, die ich bin.

Transformation mit Homöopathie

Ich bin die, die ich bin: das Lachesisweib, dass stark im Leben steht, nicht körperlich auf meinen Beinen, sondern geistig in meinem Sein, in meinem Ich bin.
Lachesis hilft mir, mich aufzurichten. „Stell die Schlange auf", sagt Gott zu Moses im alten Testament. Lachesis hilft mir, mich innerlich aufzurichten.
Belladonna hilft mir, mein inneres Feuer anzuzünden.
Streptococcinum hilft mir, auf meinem Platz zu stehen und meine göttlich gegebene Gabe zu leben.
„Ich habe keine Angst mehr, seit ich mit der miasmatischen Behandlung begonnen habe. Ich fühle mich wie befreit", erzählt eine Patientin. Sie trug viel Angst ihrer Mutter. Nach einer Nosode, Medhorrhinum, gab es keine Angst mehr und die Patientin fühlt sich befreit.
„Es ist endlich vorbei, ich habe keine Bauchschmerzen mehr", erzählt eine Patientin, nachdem sie regelmäßig ihre homöopathische Arzneien nahm. „Es geht mir gut", höre ich häufig, und innerlich verneige ich mich vor der

Transformation, die durch homöopathische Arzneien stattfindet.

Hilfe von Oben

Wer wünscht sich das nicht? In einer schwierigen Situation, dass nach einem Stoßgebet Hilfe von Oben kommt und endlich ein Wunder geschieht?
Den wenigsten ist bewusst, dass auch Homöopathie eine Hilfe von Oben ist.
Homöopathische Arzneien werden durch die Potenzierung auf höhere, geistige Ebenen gehoben.
Somit hilft eine homöopathische hohe Potenz von Oben.
Folgende Information kam aus Akasha zu mir:
Eine C30er Potenz wirkt aus der Ebene der Schutzengel. Ab einer C200er Potenz kommt die Hilfe schon aus dem Heiligen Geist, aus der göttlichen Ebene.
Durch homöopathische Arzneien bekommen wir Hilfe aus hohen Ebenen und öffnen uns für die Hilfe von Oben.
Und wir selbst werden durch die Einnahme homöopathischer Arzneien auf höhere Schwingungsebenen gehoben.

Entkoppelt von der Materie heilt der Geist die Materie

Stellen Sie sich vor: Sie haben eine körperliche Erkrankung. Sie denken: Ich bin mein Körper und ich bin krank. Dann hebt eine passende homöopathische Arznei Ihr Bewusstsein aus dem Körper auf eine

höhere Ebene. Sie betrachten dann Ihren Körper aus dieser höheren geistigen Ebene und stellen plötzlich fest: Ich bin ja gar nicht nur mein Körper. Ich bin ja viel größer und mehr. Mein Körper ist gar nicht Ich, also bin ich auch nicht krank.
Der geistige Funke erstrahlt und die Krankheit verschwindet.
Wenn der Geist, der den Körper eine krankmachende Botschaft gab, auf einer höheren Ebene bewusst wird, dass die Krankheit gar nicht existent ist, verschwindet sie von allein.
Das ist Heilungsenergie durch die potenzierten Arzneien. Homöopathische Arzneien sind vergeistigte Arzneien. So bezeichnet es Hahnemann im Organon.
Der Mensch bekommt durch die Homöopathie die geistige gesunde Information und die Krankheit wird überwunden.

Eine andere Perspektive

Ich befinde mich im Wald und rolle im Rollstuhl über den Waldboden. Blätter knirschen unter den Rädern.
Dann fahre ich mit meinem Rollstuhl im Fahrstuhl nach oben auf den Baumkronenpfad im Hainich. Ich rolle im Rollstuhl den Pfad entlang und bewege mich zwischen den Baumkronen. Weit unten sehe ich den Waldboden aus einer anderen Perspektive.
Eben, unten sah ich noch einen Käfer auf dem Waldboden. Von hier oben ist kein Käfer mehr zu erkennen. Von hier oben aus sehe ich keinen Käfer und mir ist nicht bewusst, ob da vielleicht einer ist.

Übertragen wir dieses Naturerlebnis auf uns als Mensch:
Als Mensch identifiziere ich mich mit meinem Körper und denke: das bin ich. Wenn ich in meinem Bewusstsein nach oben gehe, sehe ich meinen Körper und es wird mir bewusst, dass mein Körper nicht alles ist, was ich bin. Ich bin ein geistiges Wesen, das „nur" eine körperliche Erfahrung sammelt. Mein Körper ist nicht der Chef. Mein Geist ist der Chef.
Und ich lasse mich von körperlichen Dingen nicht beeinflussen. Der Körper hat nicht die Führung in meinem Ich.
Allein der Geist führt mein Ich in meinem Leben.
Belladonna, Lachesis und Streptococcinum haben mich angehoben. Ich sehe alles aus einer anderen Perspektive. Ich sehe alles von Oben. Ich bin nicht mein behinderter Körper. Ich bin viel mehr. Ich bin ein geistiges Wesen, das eine Erfahrung mit einem behinderten Körper sammelt. Das ist alles kein Problem und überhaupt nicht schlimm.
Ich bin nicht mein Körper. Und schon wird die Behinderung meines Körpers vollkommen bedeutungslos. Es ist gar nicht wichtig, ob ich gehe oder im Rollstuhl fahre. Ich bin.
Nicht die Krankheit ist das Problem, sondern die Identifikation mit derselben.

Homöopathische Potenzen lösen uns aus der Identifikation mit der Materie

... und heben unser Bewusstsein an.

Denn durch die Potenzierung in der Homöopathie wird der Geist aus der Materie gelöst.
Und das geschieht auch im Mensch, der die homöopathische Potenz einnimmt. Der Geist löst sich aus der Materie und wir identifizieren uns nicht mehr mit dem Problem oder mit der Krankheit, sondern mit der Lösung, die auf einer höheren Ebene stattfindet.

Homöopathie erlöst

Ein Problem lösen wir nicht auf der Ebene, auf der das Problem manifestiert ist. Die Erlösung kommt aus der höheren Ebene.
Ich fahre in meinem Rollstuhlhometrainer. Es ist schwergängig. Auf dem Display sehe ich, dass mein Muskeltonus sehr hoch ist. Je kräftiger ich trete, um so höher wird der Tonus. Das Problem löst sich nicht auf der körperlichen Ebene. Ich nehme die homöopathische Arznei Turmalin Wassermelone C30 3 Globuli. Während die Globuli im Mund auflösen sehe ich auf dem Display, wie der Muskeltonus nach unten geht und ich fühle, wie es leichter wird.
Der Wassermelonenturmalin ist nach Anne Schadde der Christusstein.
Die heilende Christusenergie ist in mir. Vor einiger Zeit habe ich ein Bild gemalt: die Christusenergie in mir. „Wir können nur das malen, was in uns ist“, habe ich von meiner Kunsttherapeutin gelernt.
Die Streptococcinumnosode hat den Weg frei gemacht, dass der Wassermelonenturmalin wieder wirkt.

Ich kann fühlen, wie mich die Homöopathie erlöst.
Vielleicht musste ich die Erfahrung sammeln, um selbst eine gute Homöopathin sein zu können.
Ich gehe meinen Heilweg gern und bin dankbar, dass ich ihn mit der Homöopathie gehen darf. Er ist die beste Homöopathieweiterbildung von allen, die ich je gemacht habe.
Ergotherapie habe ich abgewählt, weil sie mich in keinster Art und Weise weitergebracht hat, und ich hierfür nicht sinnlos meine Krankenversicherung belasten wollte.
Ich trainiere selbst zu Hause und immer in Unterstützung der Homöopathie.
Und ich fühle stets Verbesserung. Manchmal sind es nur Kleinigkeiten, und doch wandelt sich viel in Positives.
Ich bin gesegnet, dass ich mit der Homöopathie diesen Weg gehen darf und auch andere auf ihrem Weg mit der Homöopathie begleiten darf.
Ich bin jetzt, durch meine eigene Heilung, viel sensibler für Heilung und Homöopathie geworden. Deshalb danke ich meinem gnädigen Gott, dass ich in seinem Segen diesen Weg gehen durfte.
In acht Jahren im Rollstuhl wurde mir so viel Heilung geschenkt. Ich habe erfahren, dass Homöopathie hilft. Ich brauche keine wissenschaftlichen Studien. Meine eigene Wahrnehmung meiner Heilung genügt mir völlig. Ich selbst bin der Beweis.
Leider gibt es trotzdem immer wieder Menschen, die zweifeln, dass die Homöopathie wirkt.

Die Perlen wertschätzen

Eine Patientin kam wegen Haarausfall in meine Praxis. Ich gab ihr eine passende homöopathische Arznei.

Nach drei Wochen kam sie wieder.

Der Haarausfall ist weg. „Weil ich ein neues Schampoo habe und Priorinkapseln genommen habe“, verkündete die Patientin. „ Ach“, sage ich, „die Homöopathie kann das nicht bewirkt haben?“

Stattdessen hat plötzlich Priorin geholfen, welches schon vor der homöopathischen Behandlung keine Wirkung zeigte?

Die Patientin zuckt mit den Schultern und sieht mich ratlos an. Da fallen mir die Jesusworte ein: „Du sollst die Perlen nicht vor die Säue werfen.“

Die Patientin schätzt das, was ihr gegeben wurde nicht. Sie stellt sich blind für das, was sie heilte.

Wie können denn schon so ein paar „süße Perlchen“ etwas bewirken?

Ich gebe der Patientin keinen Folgetermin und sage ihr, sie möge sich bei Bedarf selbst wieder melden.

Ich wünsche ihr alles Gute und entlasse sie gesegnet. Möge sie gesegnet sein, auch wenn sie die Perle der Homöopathie nicht erkannt hat.

Am gleichen Tag erzählt mir eine andere Patientin, dass die Homöopathie ihre Brustentzündung geheilt hat. Sie spricht von einem Wunder und kann schmerzfrei ihr Kind stillen. Sie hat die Perle der Homöopathie entdeckt und kann diese großartige Therapie wertschätzen.

Meine Patientin mit Haarausfall erzählte mir in der Erstanamnese, sie habe schon Priorinkapseln genommen, das hätte aber nicht geholfen.
Und dann bekommt sie eine homöopathische Arznei und nimmt auch wieder Priorin. Der Haarausfall geht weg. Und plötzlich soll Priorin geholfen haben?
Die Homöopathie kann nicht geholfen haben? Viele Menschen bagatellisieren die Wirkung der Homöopathie, obwohl sie gewirkt hat. Wenn Heilung geschieht, dann war eben etwas anderes der Grund der Heilung.
„Meine Schuppenflechte ist weg, weil ich mich mit meiner Tochter versöhnt habe", erzählte mir einmal eine Patientin. Vielleicht hat ja auch die Homöopathie mit der Versöhnung zu tun und die Heilung der Schuppenflechte möglich gemacht.

Homöopathie wirkt und die Wirkung ist real

Oft wird die Homöopathie bagatellisiert. Und selbst wenn sie ein Wunder der Heilung offensichtlich vollbringt, wird sie oft nicht wertgeschätzt. Viele lassen keinen guten Faden an der Homöopathie, als sei sie ein „Teufelswerk", als wäre sie die finsterste Dunkelheit.
Das was wirklich hilft macht den Menschen manchmal Angst. Denn es darf nichts möglich sein, was sie nicht für möglich halten. Es kann doch nicht sein, dass plötzlich ein Wunder geschieht. Was der Verstand nicht für möglich hält, das gibt es einfach

nicht. Was der Verstand nicht erklären kann, ist nicht real. Nur, was der Mensch verstehen kann, ist real. Das Unerklärbare wird einfach ignoriert.
Auch die Homöopathie ist für viele unerklärbar und deshalb kann da ja nichts wirken!?
Weil für viele Menschen Homöopathie unerklärbar ist und als Scharlatanerie abgetan wird, habe ich im letzten Jahr ein Buch geschrieben, „Der Spirit der Homöopathie". In diesem Buch erkläre ich die Homöopathie, wie sie erfunden wurde und wie sie wirkt. In diesem Buch wird dem Verstand erklärt, dass die Homöopathie real ist und auch real wirkt. Wer die Prinzipien der Homöopathie verstanden hat, wird sie nicht mehr als Hokuspokus abtun.
Homöopathie ist kein Hokuspokus. Homöopathie ist eine wirksame Therapie.

Weich wie Wasser werden

Leichte grippale Symptome lassen mich Streptococcinum nehmen. Unter der Wirkung der Arznei, stehe ich im Rollstuhl an einem Wasserfall.
Ich beobachte das Wasser, wie es ins Flussbett fällt und weich dahin fließt. Ohne Widerstand passt es sich dem Flussbett an und bettet sich ein. Das Yang aus dem Wasserfall schmiegt sich ins Yin des Flussbettes. Die Yang- Bakterien meiner gefühlten Erkältung durchfließen das Yin meiner Schleimhäute und verlassen mich. Ich habe nicht gekämpft. Ich war weich wie Wasser und habe die Homöopathie wirken lassen. Keine Spur mehr von Erkältungssymptomen.

Bewusstseinswandel mit Hilfe der Homöopathie

Am nächsten Morgen nehme ich mein Similium Lachesis.

Ich sitze aufrecht im Rollstuhl, die Schlange ist aufgestellt. Keine Schmerzen mehr in der Brustwirbelsäule, die mich seit Tagen quälten. So ist für meine Physiotherapeutin kein Handlungsbedarf mehr an meinem Rücken.

Meine Physiotherapeutin sitzt vor mir auf dem Boden und bringt meinen linken Fuß in Position. Der Schmerz ist erträglich. Die Wade gibt nach und es wird weich wie Wasser.

Meine ganze linke Seite entspannt sich durch Lachesis. Die linke Seite ist entspannter als nach den Botoxinjektionen meines Neurologen.

Lachesis wirkt tiefer, als vor der Einnahme des Streptococcinums. Nosoden machen den Weg frei, dass die passende Arznei wirken kann.

Der Schmerz durch die physiotherapeutische Behandlung war erträglich. Die Schlange aufstellen.

Die Arznei Lachesis hat das Bewusstsein nach Oben mitgenommen. Das Bewusstsein kriecht nicht mehr, wie die Schlange, im niederen Selbst auf dem Boden herum.

Das Bewusstsein ist im Höheren Selbst angekommen. Hier spielt der Körper keine bewusste Rolle mehr.

Kaum Schmerzen, als meine Physiotherapeutin meinen Fuß auf den Boden stellte. Mein Bewusstsein war nicht mehr da unten, auf dem Boden, im Körper. Mein Bewusstsein war im höheren Selbst.

Im höheren Selbst gibt es keinen Schmerz.
Das ist wahrer Bewusstseinswandel mit Hilfe der Homöopathie.
Wir empfinden keine körperlichen Schmerzen mehr, wenn das Bewusstsein nicht mehr im Körper, sondern im Geist ist.

Homöopathie kann das Leben verändern

Eine Frau kommt in meine Praxis wegen ihrer Neurodermitis. Besonders im Gesicht zeigt sich das Ekzem. Ich verordne ein homöopathisches Similium und eine Nosode.
Nach einem halben Jahr ist nicht nur der Hautausschlag verschwunden. Sie hat auch den Schmerz über den Verlust ihres Vaters und den Verlust ihres Mannes hinter sich gelassen. Die Homöopathie half ihr zu trauern und loszulassen.
Sie hat einen Mann kennen gelernt. Mit ihm trifft sie sich gelegentlich, um gemeinsam etwas zu unternehmen.
Mit einer klaren Gesichtshaut blickt sie nach vorn und erfreut sich wieder an ihrem Leben. Sie fühlt sich wieder wohl in ihrer Haut. Die Homöopathie hat nicht nur ihrer Haut geholfen. Sie hat ihr Leben zum Positiven verändert.

Heilung der Ahnenlinie mit Homöopathie

Ich höre in einem Onlinevortrag von Andreas Krüger, was er zu der Nosode Tuberculinum sagt. Ich gehe mit vielen Dingen in Resonanz. Deshalb entschließe ich mich, Tuberculinum zu nehmen. Es kann kein

Zufall sein, dass ich die Nosode in meinem Arzneimittelschrank hatte. Irgendwann werde ich sie brauchen, und das ist jetzt.
Ich meditiere und sehe meinen Vater als kleinen Jungen. Er wurde nach dem zweiten Weltkrieg mit seiner Familie aus seiner Heimat, dem Sudetenland, vertrieben.
In meiner Meditation sehe ich den kleinen Jungen. Er hat einen furchtbaren Husten. Ich weiß sofort, dass er Tuberculose hat.
Tuberculinum wirkt in mir. Ich meditiere weiter:
Ich trage in meinen Händen eine Lichtkugel. Hinter mir steht mein Vater als erwachsener Mann.
Mit meiner Lichtkugel in den Händen drehe ich mich in meiner Meditation zu meinem Vater um und sehe in seine Augen. „Lieber Vati", sage ich, „du warst schwer krank als kleiner Junge. Deine Krankheit habe ich jetzt für dich geheilt. Ich habe das gern für dich getan." Die Lichtkugel in meinen Händen nehme ich in mein Herz und sage weiter: „Du hast mir das Leben geschenkt und ich habe das Gute von Dir bekommen. Dazu gehört es, alles zu nehmen. Ich habe es geheilt, weil du es mir gegeben hast und zugetraut hast, dass ich es heile."
Meine Lichtkugel strahlt in meinem Herzen und meine Ahnen hinter mir erstrahlen im Licht. Das Christuslicht durchflutet uns alle.
Im herkömmlichen Familienstellen werden Päckchen an die Ahnen zurückgegeben mit den Worten: „ Ich trage es nicht mehr. Es gehört zu Dir."
Tuberculinum hat mir gezeigt, wenn Du das Geschenk des Lebens nimmst, gehört alles dazu. Es steht uns

nicht zu, nur das Gute zu nehmen und das Schlechte zurück zu geben. Wir dürfen alles nehmen.
Am Morgen nach dem Aufwachen nehme ich aufgrund meiner Symptome Lachesis. „Stell die Schlange auf“, sagte Gott im Alten Testament zu Moses. Daraus hat sich der Äskulapstab entwickelt.
Später hilft mein Mann mir in meinen Duschrollstuhl. Dabei stehe ich kurz auf meinen Beinen.
Die Schlange steht.
Die Krankenschwester fährt mich ins Badezimmer, um mich zu duschen.
Ich genieße das Wasser auf meiner Haut.
Zurück im Bett schließe ich meine Augen und fühle mich frisch gereinigt und geheilt. Im Geist fühle ich meinen Vater hinter mir. Ich drehe mich zu ihm, sehe in seine Augen und sage: „Ich bin für Dich geheilt.“
Meine Ahnen und ich stehen im Licht.
Und ich verneige mich vor der Homöopathie, die uns hilft, nicht einfach nur Lasten zurück zu geben, sondern die heilt. Und im heilenden Licht alle Lasten transformiert. Nur so leuchtet heilendes Licht in mir und meinen Ahnen.
Ich habe alles von meinen Ahnen genommen, das Gute und auch das Kranke. So bin ich geheilt.

Die Ahnen stark im Rücken

Lachesis hilft mir, mich aufzurichten und meine Ahnen stark hinter mir zu fühlen. Meine Ahnen stärken mir den Rücken.
Ich danke meinen Ahnen und ich danke der Homöopathie, die diese Heilung möglich machte.

Mit starken Ahnen im Rücken können wir in ihrem Segen unser Leben leben und den eigenen Platz finden.

Homöopathie hilft uns, unseren Platz im Leben zu finden

Ich erinnere mich an eine Patientin. Es ist viele Jahre her: Freudig springt die Patientin in meine Praxis und ruft: „Martina, Lachesis hat mich geheilt. Ich bin endlich Ich“, das Wartezimmer war voll. Eine bessere Werbung kann man nicht machen. Zufriedene Patienten sind die beste Werbung für eine Praxis: Eine andere Patientin berichtet: „Ich habe einen neuen Job, ich habe mich mit meiner Tochter versöhnt. Und ich habe regelmäßig Kontakt zu meinem Enkelsohn. Ich bin so glücklich. Und dafür habe ich nichts getan. Ich habe nur ein paar Globuli genommen.“

Viele berichten, dass sie endlich erkennen, was gut und richtig für sie ist. Sie hören auf mit dem Leben zu hadern und nehmen es an, wie es ist.

Ich habe nach acht Jahren im Rollstuhl meinen Platz im Leben gefunden.

Die homöopathische Arznei Wassermelonenturmalin trägt mich auf einer Welle der Liebe, die mehr ist als ein menschliches Gefühl. Sie ist übermenschlich, es ist eine Liebe aus den höchsten Schwingungsebenen: die Christusliebe.

Der Wassermelonenturmalin ist nach Anne Schadde der Christusstein.

Die Christusliebe versöhnt uns mit allem, was ist. Ich sitze seit acht Jahren nach einem Schlaganfall im Rollstuhl und weiß nicht, ob ich je wieder gehen werde. Doch ich bin im Frieden mit dem Leben.

Homöopathie versöhnt uns mit dem Leben

Eine meiner Freundinnen hatte vor elf Jahren Brustkrebs mit Metastasen. Sie ließ sich in der Schweiz in der Homöopathieklinik von Dr. Wurster homöopathisch behandeln. Danach erzählte sie mir: „Wenn meine Kinder ohne ihre Mutter klar kommen müssen, dann ist es eben so. Das ist dann ihre Aufgabe." Meine Freundin hatte Frieden mit ihrem Schicksal. Mit einem Lächeln im Gesicht ist sie zuhause im Kreise ihrer Familie verstorben. Meine Freundin ist versöhnt mit dem Leben diese letzte Reise gegangen.

Auch ich durfte Abschied nehmen von meiner verstorbenen Freundin. Lächelnd lag sie auf ihrem Sterbebett. Neben ihr auf dem Tischchen standen homöopathische Arzneien.

Nach elf Jahren stehe ich im Rollstuhl an ihrem Sterbetag an ihrem Grab. In mir wirkt Wassermelonenturmalin. Und ich fühle mich versöhnt mit dem Leben. Es ist alles gut so, wie es ist. Ich bin versöhnt mit dem Leben. Meine Freundin fehlt mir als Mensch. Doch es war ihr Weg, den sie gegangen ist. Und ich habe Frieden geschlossen. Neben meiner linken gelähmten Seite ist das Grab meiner Freundin.

Homöopathie lässt uns lieben

Ganz warm ist meine linke Seite, dem Grab meiner Freundin zugewandt.
Meine Freundin fehlt mir, die Gespräche mit ihr fehlen.
Jetzt stehe ich hier, Wassermelonenturmalin wirkt in mir. Ich fühle Liebe zu meiner Freundin und Liebe von meiner Freundin.
Ich wende meinen Kopf zum Grab und lächele meiner Freundin zu. „Jana, alles ist gut", sage ich ihr voller Liebe. Ich bin in Liebe und fühle: Die Liebe ist stärker als der Tod.
Wellen der Liebe bewegen mein Inneres. Tiefe Liebe durchströmt mich.
Einige Tage später sitze ich mit Menschen in meiner Praxis zur homöopathischen Anamnese. Wassermelonenturmalin wirkt in mir. Ich höre Geschichten, die mir die Patienten erzählen. Ich fühle mit ihnen, während sie erzählen. Dann drängen sich auch schon passende homöopathische Arzneien in mein Bewusstsein.

Homöopathie lässt uns vertrauen

Und mir ist bewusst, dass Homöopathie zuverlässig hilft. Mit einem Rezept und im Vertrauen auf bestmöglichste Heilung entlasse ich meine Patienten im Segen der Liebe.
Ein Homöopath kann loslassen und die Heilung dem Geist der Arznei und dem hohen Geist der Heilung überlassen.

Während andere Therapeuten Termine geben, um zu heilen, was ihnen gar nicht möglich ist, überlässt der Homöopath die Heilung der geistigen Arznei.
Während die Schulmedizin abwartet, selbst zweifelnd, was wohl geschieht, lässt die Homöopathie Heilung geschehen.
„Ähnliches wird durch Ähnliches geheilt“, ist das Prinzip der Homöopathie.
Heilung geschieht, wenn wir sie geschehen lassen, und nicht, wenn wir zweifeln.

Homöopathie heilt Folgen schulmedizinischer Behandlungen

Ich habe abends eiskalte Füße und Hände und rote Wangen. Ein Symptom für Belladonna. Ich nehme die Arznei.
Im Traum erlebe ich mich im Koma liegend.
Nach meinem Schlaganfall ließ man mich nach der Notoperation nicht erwachen, sondern gab mir weiterhin narkotische Medikamente. Das nennt man künstliches Koma. Es soll dem Körper ermöglichen zu heilen.
In Belladonnawirkung träume ich: Ich bin im Schlaf, man hat mir mein Bewusstsein genommen.
Belladonna hilft als homöopathische Arznei die Nachwirkungen von Narkosen zu heilen.
Im Traum hat man mir mein Bewusstsein genommen.
Ich fühle mich unfähig, mich zu bewegen, geschweige denn aufzustehen.
Am Morgen erwache ich wieder mit Belladonnasymptomen. Ich nehme ein paar Globuli

und muss heftig husten. Ich schließe meine Augen und fühle, als würde etwas aus meinem Hals geschleudert.
Bisher hatte ich jeden Morgen Husten.
Nun ist es, als sei der Beatmungsschlauch aus meiner Komazeit weg. Kein Druck mehr, keine Verschleimung mehr! Ich bin erwacht und sehe den erwachenden Tag über unseren Wald. Danke! Ich kann tief und leicht atmen. Keine Spannung mehr im Zwerchfell, wie sonst immer.
Hätte mein Körper ohne Koma es besser geschafft, sich zu heilen? Belladonna hilft mir die Folgen des künstlichen Komas zu heilen.
Auch Hahnemann beschreibt im Organon viele Heilungen mit Belladonna, was in der Sprache Hahnemanns Belladonne hieß.

Homöopathie unterstützt die natürliche Heilung

Ich kann gut durchatmen und meinen gelähmten Körper anheben, als mir meine Krankenschwester mein Unterhemd ankleidet. Ich danke meinem Körper für seine Symptome, die mich zu Belladonna geführt haben. Und ich danke dem Geist von Belladonna, der mir die Folgen des Komas heilt.
Die Heilung geschieht nicht in Narkose.
Die Heilung geschieht natürlich. Denn die Natur des Menschen ist es, heil zu sein. Die Homöopathie unterstützt die Natur des Menschen und seine Heilung.

Homöopathie unterstützt die Selbstheilung, die jedem Wesen innewohnt. Denn jedes Wesen möchte heil sein. Nach jeder Verletzung oder Operationswunde ist der Körper bestrebt, sich wieder zu heilen. Das tut er ganz allein und es entspricht seiner Natur.
Mit Homöopathie können wir diese Natur unterstützen.

Schulmedizinische Medikamente verhindern manchmal die natürliche Heilung.
Bei einer Patientin heilte nach einer Darmoperation die Wunde nicht. Sie nahm Cholesterinsenker. Der Körper aber braucht Cholesterin, um Zellen aufzubauen. Nach Absetzen der Cholesterinsenker durch den Arzt auf Wunsch der Patientin und mit einer homöopathischen Arznei zur Wundheilung heilte binnen drei Tagen die Wunde vollständig.
Eine andere Patientin nahm wegen Rheuma Immunsupressiva und sie hatte allerlei Beschwerden. Mit der Homöopathie wurde das Immunsystem „resettet“ und die Patientin heilte körperlich, geistig und seelisch.
Ich erwache nach einer Woche Belladonna ohne den verschleimten Husten. Ich habe keine Schmerzen und kann beim Aufstehen mich hoch aufrichten, dass ich meinen Mann, der mich festhält, überrage mit meiner Größe. Ich habe keine Schmerzen mehr in meiner linken gelähmten Seite.
Das zeigt mir die wirkliche Ursache meiner Beschwerden.

Meine Beschwerden sind nicht die Folge des Schlaganfalls, es sind die Folgen des künstlichen Komas. Das künstliche Koma hat meinen Körper mehr geschwächt als der Schlaganfall. Nichtsdestotrotz mache ich den Ärzten keinen Vorwurf, denn sie wussten es nicht besser. Sie haben damals das getan, was sie für richtig hielten, um mein Leben zu retten und Folgeschäden möglichst gering zu halten. Sie haben das getan, was medizinisch notwendig und richtig war.

Ein Arzt handelt eben auch nur nach bestem Wissen und Gewissen und er hat geschworen, das Leben eines jeden Menschen zu retten. Dann tut er eben das, was die medizinischen Leitlinien vorschreiben.

Mein Arzt in der Klinik legte mich bewusst ins Koma, weil er damit, nach den medizinischen Leitlinien, meinem Körper eine bessere Regeneration ermöglichte. So entsprach es seinen Kenntnissen und den medizinischen Leitlinien.

Nun nach acht Jahren zeigt mir meine Erkenntnis durch die Homöopathie, dass das Koma vielleicht mehr geschadet als genützt hat. Das wird mir nur bewusst durch die Symptome, die mir mein Körper zeigt und mich zu den passenden homöopathischen Arzneien führt.

Die Ursache der Krankheit heilen mit Homöopathie

„Mit der Homöopathie heilen wir die Ursache der Krankheit“, sagte unser Professor immer in der Heilpraktikerausbildung.

Damals konnte ich das nicht verstehen. Ich dachte, wir interessieren uns doch auch nur für Symptome. Wo ist denn die Ursache?
Heute nach dreißig Jahren homöopathischer Erfahrung erkenne ich die Ursache.
Die Symptome des Patienten führen zum Similia und gleichzeitig zur Ursache.
Meine körperlichen Symptome: Verschlechterung nach Schlaf, eiskalte Füße, glühende Wangen usw. führten mich zu Belladonna. Belladonna ist die Arznei bei Beschwerden nach Narkose. Daraus kann man schlussfolgern: Meine Beschwerden sind nicht nur das Resultat meines Schlaganfalles. Sie sind das Resultat des künstlichen Komas (einer langen Narkose).
So kommt man mit Hilfe der homöopathischen Denkweise zur Ursache der Krankheit. Und mit der passenden Arznei heilen wir die Ursache. Jetzt verstehe ich denn Satz unseres Professors: „Mit Homöopathie heilen wir die Ursache der Krankheit."
Ich musste erst selbst die Erfahrung sammeln und durch Leid gehen, um den großen Schatz der Homöopathie wahrhaftig zu erkennen und zu begreifen.
Was man nicht erkennen kann, muss man erfahren, um es zu erkennen.
Voller Dankbarkeit nehme ich meinen Weg an.
Ich bin diesen schwierigen Weg gegangen und erkannte den großen Schatz der Homöopathie.
Homöopathie ist eine Gottesgabe, schreibt schon Hahnemann im „Organon der Heilkunst".
Ich danke Gott für die Gabe der Homöopathie.

Meine Freundin hatte nach einer Unterleibsoperation hohen Blutdruck und sie fühlt sich schwach. Ich verordne Belladonna. Am gleichen Abend hatte sie eine homöopathische Erstverschlechterung und danach ging es ihr immer besser.

Homöopathie heilt ganzheitlich

Meine Freundin erzählte mir, sie habe Wut, weil sie so schlapp ist und nichts machen kann.
Ich sage ihr, dass Belladonna auch gleich ein Heilmittel für die Wut ist.
Eine homöopathische Arznei hat immer körperliche Symptome und gleichzeitig Geistessymptome und Gemütssymptome.
Drei Tage später telefoniere ich wieder mit meiner Freundin. Sie ist viel entspannter und hat keine Spur von Wut mehr. Die hitzige Belladonnastruktur ist beruhigt.
Eine homöopathische Arznei heilt Körper, Geist und Seele. Das ist wahrlich ganzheitliche Heilung.
Gerade wegen der Gemütssymptome hat mich anfänglich in meiner Heilpraktikerausbildung die Homöopathie begeistert. Denn sind es nicht gerade auch die Gemütssymptome, die uns auch krank machen?
Mich zieht es zu der neu gefundenen und geprüften Arznei von Anne Schadde Lapislazuli.
Anne Schadde erzählt in einem Vortrag, der Lapislazuli ist der Stein der dunklen Zeit um die Wintersonnenwende. Am dunklen Himmel leuchten

die Sterne. Die Sterne sind die Pyriteinschlüsse in dem dunkelblauen Stein.
Oft liege ich nachts in meinem Bett und leide leise in meinem Schicksal. Manchmal rufe ich wie ein kleines Kind nach meiner Mutti, die vor dreiundzwanzig Jahren verstorben ist. Meine Mutti fehlt mir heute oft, und ich fühle mich allein in meinem Schmerz.
Nun habe ich einige Male Lapislazuli C30 genommen.
Der blaue Stein wirkt in mir als homöopathische Arznei.
In christlicher Tradition ist der Mantel der Mutter Maria blau.

Homöopathie bringt Heilung aus hohem Geist

Ich liege in meinem Bett und wimmere leise: „Mutti, Mutti“, plötzlich hüllt mich der blaue Mantel der Mutter Maria ein. Ich finde Trost. Ruhe und Frieden durchfließen mich.
Ich fühle Liebe.

Ein glückliches geheiltes Gemüt macht auch den Körper stark und gesund

Es ist der Samstag vor dem Ewigkeitssonntag. In unserer Christuskirche sitze ich zum Gottesdienst.
Der Pfarrer sagt, wir blicken zurück auf das, was war. Aber vor uns liegt das Neue.
Ich bringe eine Kerze ans Grab meiner Mutter. Ich denke in Liebe an sie und ehre sie in meinem Herzen.

Dann verlasse ich den Ort des Todes (den Friedhof) und gehe rollend ins Leben. Ich gehe bewusst ins Leben, denn ich lebe. Der Friedhof ist nicht mein Platz.
Ich kann ganz in Frieden meine Mutti und ihren Geist in Liebe da lassen und ins Leben gehen.
Zum ersten Mal verlasse ich ohne Wehmut und in liebevoller Trauer das Grab meiner Mutter. Alles darf so sein. Ich bin in Liebe. Danke Lapislazuli, danke Anne Schadde.
Geheilte Gemütssymptome stärken den Körper. Zu Hause fahre ich in meinem Hometrainer. Das Display zeigt mir gute Werte. Ich bin in Bestform!
Ein geheiltes Gemüt macht glücklich und bringt auch den Körper in Gesundheit und Kraft.
Homöopathie wirkt heilend im Gemüt und im Körper. Das ist wahrlich ganzheitliche Heilung.
Raffael malte den blauen Mantel der heiligen Madonna aus dem pulveresiertem Lapislazuli.
In der christlichen Tradition ist die Gottesmutter Maria in einen blauen Mantel gehüllt. Ich fühle mich nach Einnahme der homöopathischen Arznei Lapislazuli C30 in Gottes Händen geschützt und getröstet. Ich erkenne, Gott ist nicht nur unser Vater. Gott ist auch unsere Mutter. Gott stärkt und schützt mich mit seiner väterlichen Energie und Gott schützt und tröstet mich mit mütterlicher Liebe. Gott gibt mir alles was ich brauche.

Gedicht: Mit Lapislazuli bin ich in meinem Wesen neu erwacht

Lapislazuli ist wie der Sternenhimmel,
der über uns wacht.
Im Sternenlicht habe ich mich auf den Weg gemacht.
Mit Lapislazuli bin ich in meinem Wesen neu erwacht.
Homöopathie macht
aus mir, was Gott sich für mich gedacht.

Homöopathie verändert das Leben

„Ich bin mit Lachesis ein neuer Mensch geworden“, sagte eine Patientin nach der Einnahme der Arznei Lachesis.

„Alles hat sich verändert“, sagt ein Patient nach der Einnahme von Lycopodium. Er hat eine neue Arbeit, hat sich von seiner Frau getrennt und hat auch schon eine neue Frau kennen gelernt, mit der es „etwas werden könnte“. Ein anderer Patient erzählt mir: „Mein Chef hat gekündigt. Jetzt habe ich einen neuen Chef und ich gehe gern an die Arbeit.“ Eine Frau sagt nach der Einname von Sepia C30: „Jetzt bin ich endlich ich. Ich habe zu mir selbst gefunden. Ich habe mich entschieden, ich werde mich von meinem Mann trennen. Das wäre schon längst notwendig gewesen. Jetzt habe ich den Mut.“ Derartige Geschichten höre ich oft und bin selbst erstaunt, was durch Homöopathie alles möglich wird und ist.

Getröstet unter Gottes Himmel nach der Einnahme von Lapislazuli fahre ich, im Rollstuhl sitzend, egal, was auch ist, es darf so sein. Ich bin im Schutz des barmherzigen Gottes. Gottes unendliche Liebe steht über allem.

Homöopathie richtet uns auf

Am Morgen erwache ich mit Belladonnasymptomen. Ich nehme Belladonna C30. Später steh ich in meinem Stehtrainer. In meiner Brustwirbelsäule habe ich Blockaden, die sich physiotherapeutisch nicht beeinflussen ließen.

Jetzt stehe ich in meinem Stehtrainer unter Wirkung von Belladonna C30. Ich richte mich weit nach oben und beuge mich rückwärts. Es knackt in der Brustwirbelsäule und ich stehe aufrichtig aufgerichtet.

Belladonna ist für mich die Flamme, die brennt und sich aufrichtet.

Es brennt lichterloh.

Ich bin die aufgerichtete Belladonnaflamme.

Belladonna lässt uns Feuer und Flamme sein für das, das wir lieben.

Ich denke an einen Patienten, der sagt nach der Einnahme von Aurum metallicum: „Ich kann jetzt meinem Chef meine Meinung sagen. Ich mache mich nicht mehr klein."

Aufrecht steht er in meiner Praxis.

Eine andere Patientin sagt mir: „Seit der homöopathischen Behandlung bin ich viel stärker geworden. Ich lasse mir keine Vorschriften mehr von meiner Mutter machen. Ich habe ihr gesagt, dass ich auch schon groß bin und selbst entscheide, was gut für mich ist."

Wer aufgerichtet ist, ist echt.
Wer aufgerichtet ist, ist er selbst, in seinem Wesen.
Eine vierundachtzigjährige Patientin hat eine Hüftarthrose und starke Schmerzen. Ein künstlicher Gelenkersatz wurde ihr vorgeschlagen.
Die Patientin hat Angst und ist unsicher. Sie möchte die Operation nicht.
Ihr Hausarzt riet ihr, sie solle es noch etwas hinausschieben und sich erst operieren lassen, wenn sie es nicht mehr aushält. Unabhängig vom Hausarzt riet ich ihr dasselbe.
Außerdem verordne ich Symphytum. Ein Berufskollege lehrte mich in einem Onlineseminar: Symphytum richtet auf und gleicht selbst Beckenschiefstände aus.
Meine o.g. Patientin nahm ein viertel Jahr Symphytum C200, dann sah ich sie wieder in meiner Praxis. Ich frage sie nach ihren Hüftbeschwerden. Keine Schmerzen mehr! Eine Woche später kommt ihre Tochter zum Termin in meine Praxis und berichtet freudig: „Meine Mutter jammert nicht mehr.“
Solche Geschichten können alle Homöopathen berichten und schlussfolgern daraus:

Homöopathie heilt

Doch in der Medizin werden derartige Ergebnisse ignoriert. „Wer heilt hat recht“, sagte Paracelsus.
Die heutige Medizin ist weniger an Heilung interessiert. Medizin ist längst ein Geschäft geworden, mit dem man Geld verdienen kann.

Deshalb muss das, was heilt, verboten werden. Denn ein geheilter Patient bringt kein Geld mehr.
Die Homöopathie steht oft im Focus der Lobbyisten der Pharmakonzerne, die mit Chemotherapie und Impfungen jede Menge Geld in Bewegung bringen.
Mein Neurologe spritzte mir in meinen gelähmten spastischen Arm Botulinumtoxin, um ihn in Bewegung zu bringen. Die Behandlung blieb erfolglos.
Homöopathie löst die Spannung. „Oh“, staunt die Krankenschwester, als ich ihr beim waschen den Arm entgegen gab. Ohne Botox, mit Belladonna ist der Arm entspannt.
Ich habe selbst erlebt, dass Homöopathie heilt.
Belladonna nahm ich, weil die Beschwerden nach Schlaf schlechter sind.

Die Signatur bestimmt die Mittelwahl

Mein Arm ist steif, morgens nach dem Schlaf ist es schlechter. Ich nehme Belladonna. Als meine Schwester vom Pflegedienst mich wäscht ist der Arm locker und beweglich. Die Signatur des Mittels ließ es mich auswählen.
Ich bin überzeugt, dass meine Lähmung nicht das alleinige Resultat meines Schlaganfalles ist. Auch das künstliche Koma ist daran beteiligt. Und wieder treffe ich auf die Belladonnasignatur.
Es ist Advent, die dunkelste Zeit im Jahr. Doch wir wissen, dass uns bald ein Licht geboren wird.
Die Homöopathin Anne Schadde entwickelte ein neues homöopathisches Mittel aus einem Edelstein. Lapislazuli:

Dunkelblau wie der Nachthimmel ist der Stein. Pyriteinschlüsse zeigen die Sterne.
Die Signatur des Mittels: Es leuchtet ein Licht in der Dunkelheit.
Wenn ich Lapislazuli nehme, fühle ich: Ich folge meinem Stern.
Ich sitze acht Jahre halbseitig gelähmt im Rollstuhl. Das ist nicht immer einfach. Doch ich nehme es an, wie es ist. Mit Lapislazuli leuchtet ein Licht.

Homöopathie macht uns bewusst

„Homöopathie ist mehr als Heilung. Homöopathie ist Bewusstseinserweiterung“, sagt die wunderbare Homöopathin Antonie Peppler.
„Durch Lac caninum wurde mir bewusst, dass mir die Vereinigung mit anderen Menschen wichtig ist. Ist das normal?“, wollte neulich eine Patientin wissen.
„Alles ist normal und alles darf sein“, antwortete ich. Es ist doch schön, wenn sie ein Bedürfnis in sich entdeckt hat. Und dabei hat die Homöopathie geholfen.
Mir ist durch Lapislazuli bewusst geworden, dass ich meinem Stern folge.

Homöopathie ist eine Gottesgabe

... schreibt Samuel Hahnemann in seinem „Organon der Heilkunst“.
Gott hat mir die Gabe der Homöopathie geschenkt. Das wurde mir in der Heilpraktikerausbildung bewusst. „Martina, Sie übernehmen mal den Homöopathieunterricht an unserer Schule, wenn ich

in Rente gehe", sagte mein Professor oft und stärkte meine Liebe zur Homöopathie.
Doch in meiner Praxis wendete ich viele andere Therapien an. Homöopathie verlor ich fast aus den Augen.
Dann saß ich nach einem Schlaganfall im Rollstuhl und ich wendete die Homöopathie wieder an. Zuerst bei mir selbst. Und ich fühlte die heilende Wirkung.
Acht Jahre später saß ich wieder im Rollstuhl in meiner Praxis und begleitete andere Menschen mit Homöopathie. Mir ist bewusst, dass das meine Gabe ist. Ich musste in den Rollstuhl, um diesen großartigen Schatz wieder zu entdecken.
Gott hat mich geführt, dass mir wieder bewusst wird, was eigentlich meine Gabe ist, die ich leben soll.
Ich folge im Rollstuhl meinem Stern. Dazu muss ich nicht gehen können. Mit der Homöopathie bin ich tief verbunden. Die Homöopathie ist in mir.
Alles darf sein wie es ist.

Homöopathie zeigt uns unseren Stern

Meine o.g. Patientin entdeckte ihr Bedürfnis nach Vereinigung. Ein homöopathisches Mittel hat es ihr bewusst gemacht.
Eine andere entdeckte in sich den Wunsch nach Unabhängigkeit und sagte ihrer Mutter, dass sie ihre eigenen Entscheidungen trifft.
Es ist alles gut.
Homöopathie kann uns helfen, uns bewusst zu werden und unserem Stern zu folgen.

Ich habe mit meinem Mann einen großen Holzstern gebaut. In der Mitte steht: „ Folge Deinem Stern." Der Stern steht vor meiner Praxis. Wenn meine Klienten meine Praxis verlassen, sehen sie diesen Stern, der sie erinnern soll, dass es richtig ist, seinem Stern zu folgen. Jedem leuchtet sein Stern. Wir müssen nicht nach anderen Sternen greifen, die wir vielleicht nie erreichen. Jeder ist unter seinem Stern geboren. Jeder folgt seinem Stern auf seinem Weg. Und jeder Weg ist einzigartig wie jede homöopathische Behandlung.

Homöopathische Behandlung ist einzigartig

... wie jeder Mensch einzigartig ist.
Und jeder braucht auf seinem einzigartigen Weg in seiner jeweiligen einzigartigen Phase sein passendes einzigartiges homöopathisches Arzneimittel.
So darf Heilung geschehen.

Die richtige Ursache muss erkannt und die passende Arznei gefunden werden

Eine ältere Patientin hatte Durchfall und Hämorrhoidenblutung. Nach einer Woche erzählte sie mir: „Ich bin so schlapp." Da wusste ich: Kräfteverlust nach Säfteverlust. Ich verordne die passende Arznei: China officinalis. Und es ging ihr wieder gut. So funktioniert Homöopathie. Man muss immer zu den Ursachen die passende Arznei finden.

So behandeln wir die Ursache und „doktorn“ nicht nur an Symptomen herum.

Homöopathie behandelt die Ursache

Eine andere Patientin hatte eine Gynäkologieoperation. Sie nahm Mittel zur Wundheilung und für Narkosefolgen. Es ging ihr besser, doch sie fühlte sich nach zwei Wochen immer noch sehr schlapp und nicht belastbar. Da fiel mir ein, dass sie nach der Operation noch Blutungen hatte: Kräfteverlust nach Säfteverlust. Ich verordnete ihr China officinalis. Nach einer Woche ruft sie mich an. „Das China hat wunderbar geholfen. Ich schaffe wieder meine Spazierrunden ohne Probleme.“ Die Ursache ist mit der passenden Arznei behandelt und Heilung geschieht.

Homöopathie stärkt uns und gibt uns Kraft

Meine o.g. Patientin kann wieder spazieren gehen. Die passende homöopathische Arznei hat es möglich gemacht.
Ich habe eine andere Patientin, die mich sehr ausnutzt. Ständig ruft sie mich an und belastet mich mit Dingen, für die ich nicht zuständig bin. Ich bin immer wieder geduldig. Doch dann ist der Geduldsfaden nur noch ganz dünn und reißt.
Ich erwache mit Belladonnasymptomen und nehme die Arznei.
Die Patientin hatte wieder viele Nachrichten auf dem Anrufbeantworter hinterlassen. Belladonna wirkt in

mir. Ich rufe die Patientin an und mache ihr eine Ansage. Das geht so nicht mehr weiter. Ich mache mir Luft. Das Belladonnafeuer explodiert wie ein Vulkan. Dann lege ich den Hörer auf. Mein Mann ist stolz auf mich, dass ich mich endlich getraut habe, der Patientin meine Grenze zu sagen. Ich habe mich selbst geschützt, um nicht mehr ausgenutzt zu werden. Belladonna hat mir dafür die Kraft gegeben. Sonst hätte ich es mir wieder nicht getraut.
Oft schon wollte ich der Patientin den „Riegel vorschieben“, doch immer wieder war ich die gute, geduldige Frau Herbig und habe mich ausnutzen lassen. Jetzt hat mir Belladonna die Kraft gegeben, um mich selbst zu schützen.
Ich bin dankbar für die Homöopathie.
Ich möchte an dieser Stelle auch erwähnen, dass Belladonna nicht jedem Menschen hilft, seine Meinung zu sagen. Andere Menschen brauchen andere Mittel. Die Ähnlichkeit muss sein und die Arznei muss passen. Dann können durchaus auch andere Arzneien uns stärken unsere Meinung zu äußern.
Eine Frau wird jahrelang von ihrem Partner bevormundet und verletzt. Nach Staphisagria wehrt sie sich. „So nicht mehr mit mir“, schreit sie ihren Mann an, der ganz verdattert ist. „So kenne ich dich ja gar nicht“, sagt der verzweifelte Mann. „Siehst du“, antwortet seine Frau, „mit Staphisagria kannst du mich mal kennen lernen!“ Der Mann dachte Staphisagria sei eine ihrer Freundinnen und wollte ihr den Umgang mit ihr verbieten. Doch die Frau nahm weiter Staphisagria und ließ sich von ihrem Mann

scheiden. Dann lernte sie einen neuen Mann kennen, zog mit ihm in eine andere Stadt und fing ein neues Leben an.
„Das war das beste, was sie machen konnte“, erzählte ihre Schwester später.
Ein einziges homöopathisches Mittel kann uns die Kraft geben, um uns für den Menschen stark zu machen, der der wichtigste in unserem Leben ist.
In jedem Leben ist immer jeder selbst am wichtigsten.
Der wichtigste Mensch in deinem Leben bist du!
Wer nicht gut für sich selbst sorgen kann, kann auch nicht für andere sorgen. Wer selbst verdurstet ist, kann anderen kein Wasser mehr reichen.
Eine homöopathische Arznei kann helfen, gut für sich selbst zu sorgen.

Homöopathie lässt uns Räume erschaffen und fühlen, in denen alles sein darf

Ich mache eine Buchlesung zu meinem aktuellen Buch „Göttliche Botschaften erkennen“, ich erzähle von meiner Hospizarbeit. Es ergibt sich so, weil ich die Einnahmen des Abends an das Hospiz spende, dass vor kurzem in unserer Heimat eingeweiht wurde. Die Hospizarbeit liegt mir am Herzen, weil ein Hospiz einen Platz schafft, in dem sterben sein darf. Keiner möchte mit sterben zu tun haben, dabei gehört es zum Leben.

Unter der Wirkung von der homöopathischen Arznei Lapislazuli wird mir bewusst, dass Räume wichtig sind, in denen alles sein darf.
Im Hospiz darf gestorben werden. Keiner wird wie im Krankenhaus in ein kaltes Einzelzimmer abgeschoben, in dem das Personal nur kurz ist. Auch die Visite verlässt schneller den Sterbenden. Hier scheint es nicht mehr lebenswürdig zu sein.
Lapislazuli zeigt mir: Räume sind wichtig, in denen alles sein darf.
Wir sind in der Buchlesung nur ein kleines Grüppchen. Ich lade alle ein zum Gespräch. Und die Menschen erzählen von ihren Erfahrungen mit göttlichen Botschaften.
Es wird nichts bewertet. Alles darf sein.
Ich habe mit dieser Buchlesung einen Raum geschaffen, in dem alles sein darf.
Die Lapislazuliwirkung in mir hat den Raum geschaffen.
Wo alles sein darf, ist alles gut.

Homöopathie lässt uns Frieden schließen

Ich denke an meine liebe Mutti, die Gallenblasenkrebs hatte. Sie war sehr verzweifelt, weil sie nicht mehr für ihre Familie da sein konnte, wie sie es gern gewesen war. Syphillinum löste diesen Druck, unter den sie sich selbst immer wieder setzte. Carcinosinum half ihr, sich nicht mehr anzupassen und etwas tun zu müssen, um dazu zu gehören.

Meine Mutti schloss Frieden mit ihrem Schicksal und verbrachte noch Weihnachten mit uns, ihrer Familie.
Behütet in ihrer Familie durfte sie in Frieden zwei Monate später in ihrem Zuhause sterben.
In der Nacht hörte mein Vater Glocken und sagte: „Im Himmel haben die Glocken geläutet zur Begrüßung einer herzensguten, lieben Frau“, dann sah mir mein Vater in die Augen und sagte weiter: „der Himmel feiert die Ankunft deiner Mutter.“ Dann fielen mein Vater und ich uns in die Arme und weinten zum Abschied. Mich tröstete Pulsatilla, um Frieden zu schließen. Meinem Vater half Natrium muriaticum.
Fünfzehn Jahre später saß ich am Sterbebett meines lieben Vaters im selben Zimmer, in meinem Elternhaus.
Dann brauchte ich Natrium muriaticum, um Frieden zu schließen.
Wenn ich heute am Grab meiner Eltern stehe, fühle ich, dass ich im Frieden bin. In Frieden mit allem, was war und ist.
Lapislazuli zeigt mir den Frieden in mir. Ich bin im Frieden mit allem.
Ich sitze im Rollstuhl: Ich bin im Frieden.
Auch hier gilt: Jeder braucht für sich das passende homöopathische Mittel. Nicht jeder braucht Lapislazuli, um Frieden zu schließen.
Eine Frau ist unzufrieden mit ihrer Arbeit und ihrem Chef. Oft hat sie ein Klosgefühl im Hals. Ignatia bringt ihr Frieden.

Eine andere muss sich ständig bewegen, um ihren Stress abzubauen. Rhus toxicodendron führt sie in Ruhe und Frieden.

Homöopathie hilft dem Körper sich selbst zu helfen

Früher behandelte ich mit der Dorntherapie.
Bei meinem Mann löse ich manchmal immer noch nach dieser Methode Wirbelblockaden mit meiner rechten Hand.
Mein Mann fragt mich: „ Kannst du bitte mal nach meinen Rücken schauen? Ich denke, da ist etwas blockiert. Ich habe Kopfschmerzen.“
Ich frage genau nach, wie es sich anfühlt, und schon weiß ich die passende Arznei.
Ich sage meinem Mann: „Nimm ein paar Globulie Gelsemium.“ Mein Mann nimmt die Arznei. Ich trainiere weiter an meinem Rollstuhlhometrainer. Nach zwei Minuten frage ich nach: „Wie geht’s dir jetzt? Hast du noch Kopfschmerzen?“ Die Kopfschmerzen waren verschwunden. Wir brauchen keine manuellen Therapien, wenn wir uns in Homöopathie auskennen.
Wir müssen keine Blockaden lösen. Das kann der Körper selbst mit der Information der passenden homöopathischen Arznei.
Homöopathie hilft dem Körper sich selbst zu helfen.
Die Homöopathie gibt dem Körper die Information, die er braucht, um sich selbst zu heilen.
Die Homöopathie wirkt auf die Selbstheilung.

Der Körper reguliert sich selbst

... und dabei kann ihm die Homöopathie helfen.
Die Homöopathie unterstützt den Körper sich zu regulieren und bringt ihn so in Balance.
Ich freue mich, dass die Homöopathie selbst dem Körper helfen kann, um seine Blockaden wieder zu lösen.
Der Körper ist bestrebt, sich selbst wieder zu regulieren und zu heilen. Dabei hilft die Homöopathie.

Homöopathie hilft dem Körper auch schwere Erkrankungen zu heilen

Eine Patientin hatte starke Bauchschmerzen und ging zum Arzt. Ein Tumor wurde diagnostiziert. Die Frau erlebte schlimme Tage. Dann stellte sich heraus, dass es sich nur um eine gutartige Gewebswucherung handelt, wahrscheinlich aufgrund einer Endometriose.
Die Wucherung machte ihr ab und zu Schmerzen.
So kam sie in meine homöopathische Behandlung. Nach einem Jahr konnte ihr Gynäkologe keinen Tumor mehr finden. Sie bleibt in regelmäßiger Kontrolle zu ihrer Sicherheit. Sie hat jedoch aufgrund ihrer Erfahrung großes Vertrauen zur Homöopathie und fühlt, dass sie gesund bleibt und ihr Leben leben darf, so wie sie es liebt. Sie hat Zuversicht, ist körperlich geheilt. Auch geistig wirkt sie im wunderschönen Advent aufgeblüht. Es ist dunkel, doch in der Frau leuchtet ein Licht. Die Homöopathie hat ihr ein lichtvolles Sein geschenkt.

Homöopathie schenkt uns ein lichtvolles Sein

Oft habe ich Menschen nach homöopathischen Behandlungen regelrecht leuchten sehen.
Die Homöopathie bringt den göttlichen Funken in uns zum Leuchten.
Eine Patientin hatte ständig an abwechselnden Zähnen Probleme. Nach der homöopathischen Behandlung sitzt sie erlöst in meiner Praxis. Ihre Zahnprobleme sind weg. Und sie ist erblüht. Sie strahlt im lichtvollen Sein. Schön!

Ich nehme im dunklen Advent Lapislazuli, um meinen Körper zu lockern.
Dann bin ich zu einem Adventskonzert. Alle dürfen mitsingen. Ich fühle mich frei und singe mich frei. Sonst bin ich immer zurückhaltend und traue mich nicht, laut zu singen. Lapislazuli hat mich befreit und ich fühle mich frei, in einem neuen lichtvollem Sein. Wie schön und froh fühlt sich das an. „Es ist für uns eine Zeit angekommen, die bringt uns eine große Freud", und wir sind eingehüllt unterm Himmelszelt in Freude. Das zeigt uns die Signatur der Arznei Lapislazuli.

Homöopathie - ein spiritueller Wegbegleiter

Heiligabend sitze ich mit zwei Verwandten zum Abendessen in meinem Wohnzimmer.
Ich habe mich noch nie so einsam gefühlt.

Unter der Wirkung von Lapislazuli rolle ich in unsere Christuskirche zur Christnacht. Die Predigt berührt mich. Maria und Josef fanden keinen Platz in der Herberge. Das Christkind kam in einem Stall zur Welt: Es lag in einer Krippe.
Ich lege meine Hand auf mein Herz: meine Herberge für das Christkind. Ist da noch Platz? Aber ja! Wir singen „Oh du fröhliche“, ich öffne fröhlich mein Herz für das Christuskind.
„Himmlische Heere, jauchzen dir Ehre“, singen wir weiter. Christus füllt mein Herz vollkommen aus. Die Einsamkeit von vorhin ist vertrieben. Wo Christus wohnt ist kein Platz für Traurigkeit oder Sorgen.
Lapislazuli war als homöopathische Arznei mein spiritueller Wegbegleiter.
Ich habe durch dunkle Einsamkeit den Weg zum Christuslicht gefunden. Lapislazuli hat in mir gewirkt und ich bin auf meinem spirituellen Weg im Licht angekommen.

Homöopathie hilft uns, unseren rechten Platz zu erkennen

Ich bin im Christuslicht angekommen und erlebe, wie mich das Licht heilt.
Am Ende des Gottesdienstes reichen mir viele die Hand und wünschen „Frohe Weihnachten.“ Manche streichen sanft meine Schultern, schenken mir ein Lächeln. Wie schön, ich kenne sie alle. In diesem Ort bin ich aufgewachsen. Ich lebe immer noch hier. Ich gehöre hierher. Ich muss nicht woanders hin. Diesen Platz hat Gott mir gegeben.

Ich bin im Christuslicht angekommen. Und Lapislazuli hat mir auch gezeigt, dass ich hier auf meinem Platz im Leben bin.
Ich rolle über unseren Gartenweg, am Haus entlang.
Hier lebe ich. Hier ist mein rechter Platz. Danke Lapislazuli.
Oft zweifelte ich, wollte lieber in der Stadt leben, oder gar an der Nordsee.
Nun weiß ich, dass ich hier am rechten Platz bin. Danke der Homöopathie. Vor ein paar Wochen nahm ich Tuberculinum und die Heimatvertreibung meines Vaters heilte. Ich trug sie als genetisches Erbe in mir.
Und heute nahm ich Lapislazuli und fühle, dass es genau richtig ist, an diesem Platz zu sein.
Lapislazuli ließ es mich erkennen.

Homöopathie ist ein Prozess - ein Weg

Seit meinem Schlaganfall begleitet mich mein Rollstuhl. Und es begleitet mich die Homöopathie. Ich habe immer wieder entsprechend meiner Symptome homöopathische Arzneien genommen. Es war ein Prozess, der in mir mit Hilfe der Homöopathie stattgefunden hat. Es war vor allem ein Prozess des Ankommens und ein:

Prozess der Bewusstseinserweiterung mit Homöopathie

Jede homöopathische Arznei machte mein Bewusstsein weiter und machte mich klar.

Helleborus zeigte mir, dass man auch in schwierigen Situationen erblühen kann. Helleborus - die Christrose blüht mitten im dunklen, kalten Winter.

Lachesis konfrontierte mich mit eigenen Fehlern und Sünden, dass ich sie bereuen und vergeben konnte.
Rhus toxicodendron stärkte in mir mein Freiheitsgefühl, trotz Behinderung.
Medhorrinum befreite mich von Ängsten meiner Mutter, die ich trug.
Jede Arznei, die ich entsprechend dem Ähnlichkeitsprinzip nahm, machte mich klarer und ließ mich bewusster werden.
Jede einzelne Arznei war wichtig, um diesen Weg zu gehen und anzukommen.
Streptococcinum erinnerte mich an meine Regenerationskraft. Nicht nur meine Augen wurden besser.
Turmalin Wassermelone ließ mich geistig auferstehen. Ich übernahm wieder meine geistigen Aufgaben und bin in meiner Praxis tätig mit klassischer Homöopathie.
Tuberculinum heilte den übernommenen Heimatverlust meiner väterlichen Ahnen und half mir meine Heimat in mir zu finden.
Streptococcinum gab mir das Vertrauen in die Urkraft des Lebens und lässt mich symbiotisch leben mit dem, das ist.

Belladonna brachte oft Ruhe und Gelassenheit. Aber Belladonna zeigte mir auch meine Feuerkraft.

Jedes homöopathische Arzneimittel war wichtig auf meinem Heilweg und führte mich sanft einen Schritt weiter in meine Heilung.
Und ich habe mehr als Heilung mit der Homöopathie gefunden. Mein Bewusstsein hat sich erweitert und ich habe die spirituelle Ebene der homöopathischen Arzneien entdeckt.

Spirituelle Ebene homöopathischer Arzneien

Ich danke, dass ich diesen Heilweg gehen durfte und die hohe Ebene der Homöopathie entdecken und erfahren durfte.
Die großartige Homöopathin Antonie Peppler sagt: „Homöopathie ist mehr als Heilung, Homöopathie ist Bewusstseinserweiterung." Ich möchte dem hinzufügen:

Homöopathie ist Energie auf dem spirituellen Weg.
Viele Menschen sind auf der Suche nach Spiritualität. Sie bezahlen viel Geld an Gurus, die ihnen die Erleuchtung versprechen, oder sie lassen sich in Techniken, wie z. B. Reiki einweihen. Danach bleibt alles wie gehabt. Da kommt keine Erleuchtung.

Erleuchtung durch Homöopathie

Ich habe Belladonnasymptome: kalte Hände und Füße dazu rote, heiße Wangen.
Ich nehme Belladonna und lege mich in mein Bett.
Ich schließe meine Augen und gehe wie gewohnt in meine Abendmeditation. Ich sehe eine aufrechte

Flamme. Sie offenbart sich mir als das Belladonnawesen. Sie leitet mich an, mich über meine Atmung mit Gott zu verbinden.
Ich atme göttliche Liebe ein. Ich fühle wie mich göttliche Liebe wärmt und durchströmt.
Ich atme göttliche Liebe aus. Ich fühle wie ich göttliche Liebe ins Leben gebe.
Zum Geburtstagskaffee bei meiner Freundin und zum Frühstück bei meinen Nachbarn fühle ich die herzliche liebende Verbindung zwischen mir und anderen.
Mehr als dies Liebe geht nicht. Es ist die höchste Kraft an Energie, die ich je fühlte.
Und es wird mir bewusst, das ist eine erleuchtete Liebe.
Ich male die Belladonnaflamme auf Leinwand. Sie soll mich immer daran erinnern, göttliche Liebe ein- und auszuatmen.
Eine Patientin erzählt mir nach Lac humanum sei ihr bewusst geworden, dass ihr Nähe gut tut und dass sie Nähe zulassen darf.
Eine andere Patientin hat ihr Kind verloren. Sie sagt: „ Es wird nicht wieder gut, mein Kind wird nicht wieder leben. Ich dachte, die Trauer bringt mich um. Doch mit Pulsatilla konnte ich Frieden schließen. Ich weiß, es wird nicht wieder gut. Ich muss damit leben. Und ich werde damit leben, auch für mein Kind. Ich habe Frieden."
Eine ältere Dame sagte oft, sie glaube, ihre Zeit sei gekommen und sie wird sterben. Das machte ihr Angst. Ich bemerkte ihr „Siechtum" und verotdnete ihr Arsenicum album. Nach einer Woche ging es ihr

besser und sie sagte: „Gott allein kennt mein Ende. Ich habe keine Angst mehr und nehme es an wie es ist.“
An all diesen Beispielen erkenne ich, dass Homöopathie nicht nur den Körper heilt. Homöopathie lässt uns spirituell erwachen. Die Erleuchtung, für die viele viel Geld bezahlen und unerleuchtet bleiben, kann eine homöopathische Arznei, die passt, bedingen.

Homöopathische Heilung erhebt den Geist

...und wir erleben Heilung in höchster Schwingung.
Gott hat uns einen Geist gegeben in seinem Segen.
Doch wir haben uns menschlich gemacht, die Welt der Materie ausgedacht.
Homöopathie hat den Geist aus der Materie gelöst.
So heilt die Homöopathie als geistige Arznei den Geist in uns, der glaubt, Materie zu sein.
Der gelöste Geist ist frei und in göttlicher Liebe.
Die passende homöopathische Arznei löst den Geist aus der Materie und führt den Teil, der sich mit der Krankheit identifiziert hat, in göttliche Heiligkeit. Heilig ist das Heile.
Homöopathie ist göttliche Heilung.
Homöopathie ist ein Stern am Himmel, der den Kranken den Weg leuchtet.

Homöopathie ist der gute Stern

Eine Patientin hat Zahnprobleme. Ich verordne ihr Belladonna. Später erzählt sie mir, dass es sehr gut geholfen hat. „Immer nach Belladonna waren die Zahnschmerzen sofort weg.

Jetzt ruft sie an, weil sie Bauchschmerzen hat. Ich lasse mir genau die Beschwerden beschreiben. Die passende Arznei ist Pulsatilla. Zum Glück hat es die Patientin in ihrer inzwischen großen Hausapotheke. Am nächsten Tag berichtet die Patientin, dass die Bauchschmerzen weg sind. Es geht ihr sehr gut.

„Ach“, seufzt die Patientin, „Du bist wie ein guter Stern, der mir immer wieder Hoffnung gibt und hilft.“

Ich erkläre der Patientin, dass nicht ich der gute Stern bin. Homöopathie ist der gute Stern.

Während ich mit der Patientin telefoniere wirkt Lapislazuli in mir, der Stern in der Dunkelheit.

Ich lege meine Hand auf mein Herz, verneige mich und danke Gott, dass ich den guten Stern der Homöopathie gefunden habe.

Nach dem Abendessen drehe ich mit meinem Mann eine Spazierrunde durch unseren Ort.

Sterne und der halbe Mond beleuchten den Nachthimmel.

Als wir zurück zu unserem Haus kehren, leuchtet direkt über unserem Haus ein heller Stern.

Gott sendet uns Botschaften. Wieder lege ich meine rechte Hand auf mein Herz, verneige mich, „ Danke, gütiger Gott für deine große Gnade.“

Danke für die Gabe der Homöopathie.

Homöopathie behandelt den ganzen Menschen

... und nicht nur seine Krankheit. Wir Menschen haben gelernt: Wir haben eine Krankheit und gegen diese gibt es ein Medikament, welches die Krankheit bekämpfen soll.

„Gibt es auch etwas Homöopathisches gegen xy?“, ist eine Frage, die ich oft als Homöopathin gestellt bekomme. Und egal, um welche Krankheit es sich handelt, ich kann diese Frage immer mit einem klaren Nein beantworten.

Denn die Homöopathie bekämpft keine Krankheit, die Homöopathie behandelt den ganzen Menschen. Die Lebensenergie des Menschen wird gestärkt, so dass die Krankheit von allein geht.

So wirkt ein Mittel bei verschiedenen Beschwerden.

Die Ähnlichkeitsregel ist das Grundprinzip der Homöopathie. Die Symptome eines Menschen müssen mit denen der Arznei übereinstimmen. In meinem Buch „Der Spirit der Homöopathie“ habe ich dieses Prinzip genau erläutert.

Die Homöopathie behandelt keine Krankheiten, sondern Menschen.

Ich sitze an meinem Rollstuhlhometrainer und fühle mich sehr unbeweglich. Auf dem Display sehe ich, dass mein Muskeltonus sehr hoch ist.

Ich habe kalte Hände und Füße, die Wangen sind rot und warm. Das ist ein Symptom für Belladonna. Ich nehme drei Globuli Belladonna C30 und nicht nur meine Hände und Füße werden warm, sondern auch

der Muskeltonus normalisiert sich. Alles wird beweglicher.
Belladonna hat meine Lebensenergie gestärkt, somit wurde mein gelähmter, steifer Körper wieder beweglicher und ich konnte gut weiter trainieren.
Es gibt kein Medikament, welches meine Beweglichkeit verbessert. Mit der Homöopathie ist das möglich. Ich danke dieser großartigen Therapie.

Homöopathie ist ein göttliches Geschenk

Gott schenkte mir die Gabe der Homöopathie, zwanzig Jahre vor meinem Schlaganfall. So kann ich nun diese wirkungsvolle Therapie nutzen, als ich sie am nötigsten brauche.
Gott nimmt uns unsere Schwierigkeiten nicht ab. Diese müssen wir meistern. Aber Gott schenkt uns die Dinge, die wir brauchen, um unsere Schwierigkeiten zu meistern.
Auch Hahnemann schreibt in seinem „Organon der Heilkunst", die Homöopathie ist eine göttliche Gabe.
Auch Belladonna gab es schon bei Hahnemann. „Ein paar Gaben Belladonne können viele Übel heilen", heißt es bei Hahnemann.
Ich danke der großartigen Homöopathie, die mir und anderen wunderbare Heilung schenkt. Ich danke dem Geist von Samuel Hahnemann, den ich unterstützend bei mir fühle.
Ich danke meinem Heilpraktikerprofessor, Professor Manfred Eichel, der mich die Homöopathie lehrte.
Ich fühle, dass mich auch sein Geist in meiner homöopathischen Arbeit unterstützt.

Homöopathie wirkt wunderbar

Oft ist das, was wir mit Homöopathie erreichen, ein Wunder.

Homöopathie ist eine Gabe Gottes. Gott erschafft Wunder.

Das ein steifer gelähmter Körper beweglicher wird ist ein Wunder.

Ich durfte dieses Wunder selbst erleben. Ein paar Gobuli lösten die Steifheit meines Körpers.

Ich danke, dass ich diese homöopathischen Heilungen erleben darf.

Wenn man selbst erlebt wie die Homöopathie wirkt, gibt es keine Zweifel mehr an ihrer Wirksamkeit.

Homöopathie wirkt sofort

Eine weit verbreitete Meinung ist, man müsse homöopathische Arzneien sehr lange nehmen, bevor man eine Wirkung verspürt. Das ist falsch.

Das der Ähnlichkeitsregel entsprechende Arzneimittel wirkt sofort. Wirkt es nicht, ist es nicht die richtige Arznei. Dann muss man erneut ein passendes Mittel auswählen und repertorisieren.

Meine Patientin mit den Zahnproblemen sagte, sofort nachdem sie Belladonna nahm, waren die Schmerzen weg.

Belladonna hilft nicht jedem bei Zahnschmerzen.

Im Fall meiner Patientin war Belladonna entsprechend der Ähnlichkeitsregel die passende Arznei. Die Homöopathen nennen es das Similium, das ähnlichste Mittel.

Belladonna half meiner Patientin sofort. Es war das richtige Mittel.

Ich habe Schmerzen im Sprunggelenk meines gelähmten Beines. Durch die Instabilität des gelähmten Beines kippt der Fuß oft zur Seite und überdehnt das Gelenk.
Durch Bewegung in meinem Hometrainer verbessert sich der Schmerz. Ich nehme entsprechend der Ähnlichkeit Rhus toxicodendron. Dann sitze ich mit meinem Mann am Küchentisch zum Abendessen und stelle fest, mein Sprunggelenk schmerzt nicht mehr und der Fuß des gelähmten Beines steht ganz normal auf dem Boden. Wenn das passende Arzneimittel gegeben wird, wirkt die Homöopathie sofort.

Homöopathie ist Therapie mit Liebe

Ein Paketdienst liefert mir ein Päckchen. Mein Mann holt aus dem Karton die Büste von Samuel Hahnemann, die wir bestellt haben.
Ich gebe der Büste einen Platz auf meinem Schreibtisch in meiner Praxis.
Ich bete ein Vaterunser.
Ich spreche ein Gebet, danke für die Gabe der Homöopathie.
Hahnemanns Büste ist ein Symbol für den Geist der Homöopathie und ihres Erfinders Dr. Samuel Hahnemann. Danke, dass mich dieser Geist berührt und führt.
Ich fühle mich liebevoll berührt.
Tränen der Rührung rollen über meine Wangen.

Ich bete immer, bevor ich Menschen homöopathisch behandele. Ich bitte auch Samuel Hahnemann um Unterstützung und Führung, dass das richtige und die bestmögliche Heilung geschieht.
Dann gebe ich mich in Liebe dem hin was ist. Ich höre dem Patienten zu, achte und ehre das was ist.
In Liebe öffne ich mich.
Wir sollten alles, was wir tun, in Liebe tun. Und was wir nicht in Liebe tun können, das sollten wir sein lassen.
Samuel Hahnemann hat aus Liebe zum Menschen die Homöopathie gefunden. Er hat als Arzt erkannt, dass er mit herkömmlichen Maßnahmen dem Menschen eher schadeten anstatt sie von ihrem Übel zu befreien. Hahnemann selbst nannte Krankheiten Übel.
Seine Menschenliebe war es, die ihn antrieb, und so fand er eine sanfte Therapie, die die Menschen von ihrem Übel befreit.
Die sanfte Homöopathie stärkt die Lebensenergie des Menschen und kämpft nicht.
Sie heilt mit Liebe.
Auch ein Homöopath sollte im Geiste Hahnemanns in Liebe therapieren.
Menschen und ihre Beschwerden werden nicht bewertet, sondern alles darf in Liebe sein.
In dieser Liebe gibt es eine passende Arznei, die in Liebe die Lebenskraft und Energie eines Kranken stärkt, dass er heilen kann.

Homöopathische Behandlung lässt uns der Sache auf den Grund gehen

Nach meinen Schlaganfall nahm ich oft die homöopathische Arznei Lachesis. Lachesis ist die Arznei bei Folge nach Klimakterium, Folge von Schlaganfall. Die Beschwerden beginnen rechts, gehen nach links und halten sich dort hartnäckig. Rechts fand meine Aneurysmablutung statt, die linke Seite ist gelähmt und das hält sich hartnäckig. Entsprechend der Ähnlichkeitsregel ist Lachesis mein Similibus.

Nach meinen Schlaganfall nahm ich oft die Arznei. Dann zeigten sich andere Symptome und entsprechende Arzneien wurden notwendig. Wie eine Zwiebel schälen wir mit der Homöopathie das ab, was sich als Übel um uns gelegt hat. Ich denke an meinen Professor, der uns oft dieses „Zwiebelschälen“ als homöopathisches Gesetz nahe brachte.

Nun haben homöopathische Arzneien meine Zwiebelschalen, die sich um mich gelegt haben, abgeschält. Jede einzelne war wichtig und hat mich ein Stück näher zu meinem göttlichen, heilenden Wesen geführt. Denn ich wurde heil und göttlich von meinem Schöpfer erschaffen. Alles, was dann kam, kam im materiellen Leben.

Nun acht Jahre nach meinem Schlaganfall zeigt mir mein Körper wieder Symptome für Lachesis. Ich nehme die Arznei. Nach der dritten Gabe sitze ich neben meinem Bett im Rollstuhl und ziehe meinen Kissenbezug ab. Als ich fertig bin, lege ich mein Kissen

auf einen Sessel neben mir und lasse den Bezug neben mir zu Boden gleiten. Mein Mann zieht die weiteren Bettbezüge ab und bringt die Wäsche in die Waschmaschine.
Ich sitze im Rollstuhl, meine Arme liegen entspannt auf den Armlehnen, meine Füße stehen vor mir auf dem Boden. Ich atme ein und aus. Mit jedem Ausatmen fällt etwas Schweres von mir ab.
Mit Lachesis bin ich der Sache auf den Grund gegangen. Ich bin wieder an der Ursache meines Übels angelangt. Die Ursache liegt nach den Wechseljahren, nach denen es zu meiner Aneurysmablutung kam.
Wechseljahre bedeuten, dass wir den Wechsel zulassen: vom Körper und Materie erheben wir uns in die geistige Ebene und finden den Heiligen Geist, den Gott uns sandte, um sich mit uns zu verbinden.
Ich sitze hier und atme. Göttlicher Frieden ist in mir.
Alles Schwere ist von mir abgefallen.
Die Homöopathie hat mir geholfen, der Sache auf den Grund zu gehen.
Ich atme göttlichen Frieden ein und ins Leben aus.
Ich bete ein Vaterunser und danke.
Meine Schultern entspannen und senken hinab zur Beckenregion. Ich entspanne. Ich muss nichts mehr festhalten. Ich muss mich nicht mehr halten.
Ich bin gehalten als göttliches Wesen. Ich bin gehalten von meinem Vater, der mich erschaffen hat.
Alle weltlichen Lasten sind von mir abgefallen. Die Zwiebel ist abgeschält. Ich bin auf dem Grund der Sache angelangt. Ich schließe meine Augen und sehe

vor meinem inneren Auge die, die ich bin. Die, die Gott einst erschaffen hat.
Ich atme göttlichen Frieden und göttliche Liebe ein und aus. Ich bin die, die Gott erschaffen hat. Alles andere, das später kam, ist von mir abgefallen. Ich bin heil. Heilsein zeigt sich nicht in Körperfunktionen, sondern in einem heilen Geist, der sich dem Heiligen öffnet.

Homöopathie öffnet uns für das Heilige

Auf meinem Heilweg wollte ich wieder gehen. Die Homöopathie hat mich begleitet.
Ich bin geheilt. Die Homöopathie hat mich geöffnet für das Heilige.
Ich habe mit der Homöopathie das Heilige in mir gefunden. Das Heilige ist wie der Name sagt heil. Heil und heilig entstammt aus dem gleichen Wort.
Heilig ist das Ursprüngliche, das Gott geschaffen hat.
Gott erschuf das Licht und die Liebe.
Das, was später das weltliche Ego über das Ursprüngliche legten, kann die Homöopathie abschälen, Zwiebelschale für Zwiebelschale, bis wir wieder ursprünglich, göttliches Licht und Liebe sind.
Alles Leben, das Gott erschaffen hat ist heilig.
Lachesis wirkt in mir. Ich lege meine rechte Hand auf mein Herz und verneige mich vor dem heiligen Leben, das Gott erschaffen hat.
Ich verneige mich vor Samuel Hahnemann, dem Begründer der Homöopathie. Danke!
Ich habe verstanden, was Gesundheit bedeutet. Gesundheit ist nicht „nur“ die Unversehrtheit des

Körpers. Gesundheit ist Heilsein. Der, der heil ist, hat das Heilige in sich gefunden.
Mit Lachesis bin ich am Grundproblem angekommen. Mein Schlaganfall war der Ursprung für mein derzeitiges Befinden. Alle Symptome, die jetzt auftreten sind Folgen des Schlaganfalles.

Homöopathie heilt die Ursache der Krankheit

Lachesisis ist mein Similium für meine Beschwerden. Nach zwei Tagen Lachesis C30 kann ich mein linkes Bein in meinem Hometrainer bewegen und in meinem Stehtrainer wunderbar stehen. „Du stehst aber gut heute“, sagt mein Mann.
„Stell die Schlange auf“, sagte Gott zu Moses im Alten Testament. Und jeder, der die Schlange sah, sollte leben. Das Symbol für den Äskulapstab entstand. Seit langem das Symbol für Heilung.
Das „Böse“ in mir aus der Schlange wird geheilt. „Ähnliches wird durch Ähnliches geheilt“ ist das Grundprinzip der Homöopathie. Lachesis ist die Schlange - das Similium. Ich bin an der Ursache meines „Übels“ angelangt.
Homöopathie heilt die Ursache.

Bei einer Patientin verschwand ein Tumor durch Hypericum. Der Tumor befand sich an einer Narbe. Hypericum ist das Similium, wenn alte Narben sich wieder zeigen. Im Fall der Patientin bildete sich ein Tumor an einer Kaiserschnittnarbe. Nach einem

halben Jahr Hypericum konnte der Arzt keinen Tumor mehr feststellen. Der Tumor war verschwunden.
Die Narbe war der ursächliche Bereich des Tumors, der durch eine homöopathische Arznei verschwand. Homöopathie heilt die Ursache der Krankheiten.
Und wie wir an diesen Beispielen unschwer erkennen:

Homöopathie hilft auch bei schweren, ernsten Leiden

Oft wird behauptet, Homöopathie kann man bei leichten Erkältungen nehmen, bei ernsten Krankheiten müsse man zur Pharmakeule greifen ist schlichtweg falsch.
Ich hatte erhöhten Blutdruck. Meine Hausärztin verschrieb mir ein Medikament, welches den Blutdruck nicht normalisierte. Daraufhin wurde es wieder abgesetzt.
Und mit Lachesis wurde mein Blutdruck wieder völlig normal.
Seit acht Jahren sitze ich halbseitig gelähmt im Rollstuhl. Es gibt kein pharmazeutisches Medikament, das mir hilft, mich zu bewegen.
Lachesis und Belladonna hilft mir. Homöopathie ist oft die einzige Chance.
Es gibt kein pharmazeutisches Medikament, das die Regeneration nach einem Schlaganfall unterstützt, aber es gibt Homöopathie, die individuell hilft.
Bei einem Tumorleiden gibt es in der Medizin Chemotherapie. Manchmal versterben Patienten an

ihrer Chemotherapie, bevor sie an ihrem Tumorleiden verstorben wären.
In der Homöopathie wird die Selbstheilungskraft mit dem passenden Arzneimittel gestärkt, der Körper heilt sich selbst und so verschwindet der Tumor von selbst. Das habe ich selbst schon bei Patienten erlebt.
Oft ist die Homöopathie bei ernsten Erkrankungen die bessere Chance zur Heilung.

Homöopathie heilt

Dafür gibt es keine wissenschaftlichen Studien, die es beweisen.
Aber es gibt viele Heilungen, die Homöopathen mit ihren Klienten erleben. Ist das nicht Beweis genug?
Eine Patientin hat starke Schmerzen in ihrer Schulter. Physiotherapie verschlimmert die Beschwerden. Ihr Orthopäde weiß nicht weiter. Bewegung verschlechtert. Ich verordne Bryonia. Nach vier Wochen treffe ich die Patientin, die vollkommen beschwerdefrei ist und mir freudig präsentiert, wie gut sie ihren Arm wieder bewegen kann.
Ein Patient hat hohes Fieber und Schüttelfrost. Er fühlt sich abgeschlagen und krank. Nach einigen Gaben Aconitum ist der Patient am nächsten Tag wieder gesund.
Sind das nicht genügend Beweise, dass Homöopathie heilt?
Wofür brauchen wir dann wissenschaftliche Studien?
„Wer heilt hat recht", sagte Paracelsus.
Homöopathie heilt. Das beweisen die vielen Menschen, die mit Homöopathie Heilung fanden.

Homöopathie wirkt sanft

Homöopathie kämpft nicht gegen Krankheiten und zerstört somit auch nicht die natürlichen Systeme, wie es in der chemischen Pharmazie der Fall ist. Ich möchte dazu Beispiele nennen: Antibiotika kämpft gegen Erreger und zerstört dabei unser natürliches Mikrobiom im Darm und auf der Haut, so dass der nächste Erreger ganz bestimmt kommt. Denn die körpereigene Abwehr ist durch das Antibiotika ebenfalls vernichtet wurden.

Einige pharmazeutische Medikamente belasten die Nieren, andere die Magenschleimhaut. Die kämpfende Medizin bekämpft alles, auch das Gesunde.

Homöopathie kämpft nicht, deshalb wirkt sie sanft. Sie stärkt das Gesunde im Menschen. So überwindet der Mensch durch eine starke Gesundheit die Krankheit.

Homöopathie wird oft bekämpft und als gefährlich dargestellt.

Homöopathie ist gefährlich, weil sie heilt. Dann wird die Geldmachermedizin nicht mehr gebraucht. So müssen die Lobbyisten der Pharmazie die Homöopathie ausschalten. Denn es soll nichts geben was heilt. Damit kann die Geldmachermedizin nichts mehr verdienen.

Homöopathie ist gefährlich für die Geldmachermedizin.

Für kranke Menschen ist sie ein Segen.

„So oft schon konnte mir keiner helfen. Doch du hilfst mir immer wieder. Ich danke dir“, sagte eine

Patientin am Telefon. Ich sage ihr, dass nicht ich, sondern die Homöopathie hilft.
„Ja, aber du sagst mir, was ich nehmen muss. Ohne dich wüsste ich nicht, welches Mittel ich brauche“, erzählt die Patientin weiter.
Homöopathie ist ein Segen, eine göttliche Gabe. Und ich bin nur mit dem Wissen der Homöopathie gesegnet.
Die Heilung geschieht nicht durch mich, sondern durch die homöopathische Arznei, die das Gesunde stärkt, dass das Kranke keinen Platz mehr hat.

Homöopathie schafft Platz für Gesundheit

Oft ist unser Herz voll Angst. Da ist kein Platz mehr für Liebe. Oder unser Herz ist voller Sorgen, da ist kein Platz mehr für Zuversicht. Manchmal ist das Herz voll Pessimismus. Da ist kein Platz mehr für Optimismus. Dann müssen wir all das Gute in unser Herz lassen, dann gehen die Bösen von allein. Die Angst geht, wenn die Liebe einzieht.
Genauso ist es mit Krankheit.
Wenn Krankheit in uns ist, müssen wir Gesundheit herein bitten. Dann wird es eng und die Krankheit geht.
Homöopathie kämpft nicht gegen Krankheit, sie bittet die Gesundheit herein, dann verabschiedet sich die Krankheit ganz von selbst.
Homöopathie stärkt die Selbstheilungskraft, das Gesunde. Und somit wird das Kranke überwunden.

Homöopathie schafft Platz für Gesundheit, dass Krankheit keinen Platz mehr hat.

Homöopathie ist eine Fürmedizin

„Gibt es etwas Homöopathisches gegen xyz?“ werde ich oft gefragt. Meine Antwort ist dann immer die gleiche:
Es gibt in der Homöopathie nichts gegen irgendetwas, die Homöopathie hat keine Antimittel und bekämpft nichts.
Die Homöopathie ist eine Fürmedizin. Es gibt nur Arzneien für Heilung und Gesundheit.
Ich möchte das an einem Beispiel erläutern:
Es gibt kein Antidepressiva in der Homöopathie. Es gibt etwas Besseres: Es gibt viele Arzneien, die stärkend wirken und somit kehrt die Lebenskraft ein, und die Depression zieht aus.
Ich habe festgestellt, dass Pulsatilla tröstet und wie ein warmer Schutzmantel einhüllend wirkt. Ich habe festgestellt, dass Natrium chloratum hilft, Quälendes loszulassen. Ich habe festgestellt, dass Belladonna uns Mut macht, unsere Liebe zu sehen.
Jedoch muss die Arznei entsprechend der Ähnlichkeitsregel immer zum Patienten passen. Nicht jedem, der Trost braucht, hilft Pulsatilla. Der Mensch muss mit der Arznei übereinstimmen, entsprechend der Ähnlichkeitsregel in der Homöopathie.
„Similia similibus curentur“ heißt Ähnliches wird durch Ähnliches geheilt. Der Mensch muss zu der Arznei passen. Oft bekomme ich Anrufe von

Therapeuten: „Ich habe eine Patientin, die hat xyz. Was kann ich denn da empfehlen?“
So funktioniert Homöopathie nicht. Homöopathie heilt keine Diagnosen oder Symptome, die ein Therapeut feststellt. Homöopathie heilt individuell einen Kranken. Und nur er selbst kann seine Empfindungen und Beschwerden beschreiben, dass ein Homöopath die passende Arznei findet.

Ein Homöopath verschafft sich einen Gesamteindruck eines Menschen. Er lässt sich seine Beschwerden erzählen und hört auf die Worte dazwischen. Gestik und Mimik spielen ebenso eine Rolle, um festzustellen: Mein lieber Mensch, welchem homöopathischen Mittel bist du am ähnlichsten? Welche Arznei passt zu dir?

Die Prinzipien der Homöopathie

Wenn der Homöopath wahrgenommen hat, wie der Mensch als Gesamtwerk ist, macht er sich auf die Suche nach der passenden Arznei, dem Similium. Das Mittel ist genau wie der Mensch. Das passende Mittel gibt dem Mensch die Information, mit der er sich heilt.
Die Ähnlichkeitsregel ist das wichtigste Prinzip der Homöopathie und die Basis, auf der sich die homöopathische Heilung bezieht.
Weiterhin weiß der Homöopath, dass Heilung von Innen nach Außen geschieht.
So wie Heilung von Innen nach Außen entsteht, entsteht Krankheit von Außen nach Innen.

Krankheit durch Unterdrückung

Ein Homöopath weiß, wenn ein Hautausschlag durch Salbe unterdrückt wird, wird die Krankheit nach Innen verschoben. Es entstehen innere Krankheiten. Vielleicht wird die gesunde Darmflora zerstört, im schlimmsten Fall entsteht Krebs.

In der Heilpraktikerausbildung warnte uns unser Professor: „Unterdrücken Sie nie bei einem Patienten Fußschweiß. So legt man den Grundstein für Krebs."

Unser Professor war ein schlauer Mann, kannte die Paragraphen des Organons auswendig und gab uns wertvolles Wissen mit auf den Weg.

Ich hatte früher oft Hautausschläge, Urtikaria und Neurodermitis. Oft wurden diese Ausschläge durch Salben unterdrückt. Damals hatte ich noch kein homöopathisches Wissen und machte das, was Mutti und der Arzt sagten.

Mein linker gelähmter Arm ist schmerzhaft. Dann beginnt er zu jucken. Ich nehme Natrium chloratum. Der Arm wird lockerer. Beim Duschen stellt meine Krankenschwester fest: „Der Arm ist aber heute schön geschmeidig." Keine Schmerzen mehr und gut beweglich! Heilung geschieht von Innen nach Außen. Der Schmerz meines gelähmten Armes erschien als Jucken auf der Haut und kann mit der passenden Arznei geheilt werden. Wenn die Krankheit von Innen an die Oberfläche kommt, kann sie heilen.

Unser Professor sagte oft: „Was Innen ist, ist schwer heilbar. Was Außen ist wird heilen."

Es darf nichts von Außen nach Innen geschoben werden, so entstehen chronische Krankheiten.

Ein Patient nahm Medikamente gegen Bluthochdruck, seine Schilddrüsenüberfunktion wurde mit Radiojodtherapie unterdrückt. Alles wurde weiter nach Innen geschoben. Dann erkrankte er an einem aggressiven Lymphdrüsenkrebs. Die Ärzte sagten seinen Angehörigen, dass er an den Folgen seiner Chemotherapie versterben wird. Und so war es dann auch. Ich erkenne daran: Der Patient ist nicht an seinem Krebs verstorben. Seine Krankheit war eine Folge von jahrelangen Unterdrückungen.

Eine Patientin hatte Brustkrebs. Eine Standbiopsie in das Tumorgewebe verursachte vielleicht die schnelle Metastisierung des Tumors. Chemotherapie verbesserte auch ihre Krankheit nicht. Eine homöopathische Klinik, die sich um Krebsheilung kümmert, konnte ihr dann auch nicht mehr helfen, die Krankheit zu überleben.

Sie wusste, dass sie sterben wird. „Die ganzen Therapien haben mich weiter in die Krankheit gebracht“, sagte sie, als ich sie zum letzten Mal in meiner Praxis sah. Tapfer ging sie ihren letzten Weg und ist zu Hause im Kreis ihrer Familie und Freunde verstorben. Ihr war bewusst, dass nicht der Krebs verantwortlich war, sondern die ganzen unterdrückenden Maßnahmen.

Eine andere Patientin hatte einen bösartigen Tumor, nachdem sie lange Zeit Medikamente gegen hohen Blutdruck nahm.

Dem Körper sein Ventil lassen

Manchmal muss der Körper einfach durch einen hohen Blutdruck Dampf ablassen. Stopft man mit Medikamenten dieses Ventil zu, kommt es zu größeren inneren Problemen.
In der Homöopathie kann Belladonna das Ventil wieder öffnen, wenn die Ähnlichkeit zu Belladonna passt.
Ein Hautausschlag ist ein Ventil des Körpers. Schmiert man diesen mit Salbe zu, verstopft man das Ventil. Sulfur als homöopathische Arznei kann das Ventil wieder öffnen.
Wird das Ventil verschlossen, kann der Körper das „Böse“ nicht mehr ablassen und erkrankt im Inneren.
Wie beweglich ist doch mein gelähmter Arm, nachdem das Ventil des Juckreizes sein durfte und unterstützend mit Natrium chloratum vollkommen schmerzfrei wurde.
Ein Patient klagt über Sodbrennen. Er nimmt chemische Medikamente dagegen, die nicht wirklich helfen. Ich erkläre ihm: „ Der Magen ist der Auspuff. Das Sodbrennen ist nur ein Ventil. Das Problem liegt tiefer in der Verdauung.“ Nach genauer Anamnese verordne ich Pulsatilla, welches ihm dann auch schnell half. Mit den pharmazeutischen Medikamenten gegen Sodbrennen hatte er nur versucht, seinen Auspuff zu klären. Die homöopathische Arznei Pulsatilla, die in dem Fall das passende Similia war, gab seinem Körper die richtige Information und der Körper regulierte sich. Der Körper brauchte das Ventil über das Sodbrennen

nicht mehr. So stellte der Körper das Sodbrennen ein und die Verdauung war reguliert.
Die Homöopathie lässt dem Körper sein Ventil. Es wird nichts unterdrückt.
Eine Mutter eines Kindes mit Neurodermitis fragt: „ Womit soll ich denn die Haut eincremen?“ Am besten mit nichts. Nichts zuschmieren und die Homöopathie wirken lassen. Nach einem viertel Jahr waren keine Hautausschläge mehr vorhanden.
Der Körper hatte sich durch die passende homöopathische Arznei selbst geheilt und braucht kein Ventil mehr.

So heilt nur Homöopathie

Ich habe einen grippalen Infekt mit Husten und Schnupfen nach kaltem Wind. Aconitum bringt Linderung. Trotz Erkältung habe ich, dank Homöopathie, Energie zum Sport. Bei meinem Gerätetraining ist weniger Starre in meinem gelähmten Bein. Aconitum hilft für meine Erkältungsbeschwerden und gleichzeitig löst es die Starre aus meinem Bein.
Eine einzige Arznei heilt das ganze System und doktort nicht nur an einer Krankheit oder an einem Symptom herum. So heilt nur die Homöopathie.
Wogegen in der Pharmamedizin ein Medikament gegen eine Krankheit verordnet wird, welches dann eine nächste Krankheit erschafft, heilen durch die Homöopathie oft mit einer einzigen Arznei gleichzeitig viele Krankheiten.

Natrium chloratum hilft meinem Körper, sich von dem letzten Rest der Erkältung zu befreien. Gleichzeitig hilft es meinem Darm, sich vollständig zu entleeren. Und eine Traurigkeit über einen Verlust, die ich spürte, verschwindet. Das Mittel zaubert mir ein Lächeln ins Gesicht. In diesem Moment erzählt mir mein Mann, dass wir eine positive Nachricht für unseren Nordseeurlaub erhalten haben. Hurra, meinen Geburtstag werde ich wieder an der Nordsee verbringen. Im Arzneimittelbild von Natrium chloratum finden wir: „Alle Symptome verbessern sich am Meer", dass ich jetzt mit der Heilung durch Natrium chloratum eine Nachricht vom Meer erhalten habe, kann kein Zufall sein. Weil es keine Zufälle gibt! Es gibt nur das, was zu uns fällt, wenn wir es brauchen!

Homöopathie heilt akute Dinge sofort

Was schnell und plötzlich kommt, wird mit der passenden homöopathischen Arznei genauso schnell auch wieder vergehen.

Meine „Erkältung" ist mit den homöopathischen Arzneien Aconitum, Pulsatilla und Natrium chloratum genauso schnell gegangen wie sie kam. „Man muss nicht erst sehr lange Homöopathie nehmen bis sie wirkt", wie es viele behaupten. Man muss nur die passende Arznei, entsprechend dem Ähnlichkeitsprinzip nehmen, dann wirkt Homöopathie sofort.

Chronische Krankheiten dauern natürlich länger. Doch akute Krankheiten heilen mit homöopathischer Unterstützung sofort.
Chronische Krankheiten bedürfen oft eine längere homöopathische Begleitung, bei denen auch eine homöopathische Miasmabehandlung erforderlich ist, wie es Samuel Hahnemann in seinem Werk „ Die chronischen Krankheiten“ und im Organon beschreibt.

Die große Kunst in der Homöopathie

...ist es, immer wieder dem Ähnlichkeitsprinzip entsprechend die passende Arznei zu finden.
Homöopathie ist nicht einfach ein natürliches Hausmittel gegen eine Krankheit zu geben.
Homöopathie ist nicht eben mal ein Kräutertee. Homöopathie ist keine einfache Hausfrauenmedizin.
Homöopathie ist eine Kunst, in der man das Bild der Arznei und das Bild des Klienten erkennt und diese beiden Bilder zusammenführt.
Ein Patient erzählt mir von seinen Schmerzen in den Knien. Er geht ein paar Schritte und ich frage nach. Er bestätigt, die ersten Schritte nach der Ruhe sind schlechter, nach ein paar Schritten wird es besser.
Der Patient ist ein paar Schritte gegangen, er richtet sich auf. Ich sehe in ihm das Bild seiner Schmerzen. Dieses Bild ist die Arznei Rhus toxicodendron. Eine Woche später sind seine Schmerzen mit Rhus toxicodendron verschwunden.
Diese Sichtweise und Anwendung ist die Kunst der Homöopathie.

Die Symptome des Menschen müssen haargenau zu den Symptomen der Arznei passen. Das ist das Ähnlichkeitsprinzip in der Homöopathie. „Similia similibus curentur“ Ähnliches wird durch Ähnliches geheilt. Der Mensch braucht eine homöopathische Arznei, die seinen Symptomen ähnlich ist. Das Arzneimittelbild muss wie das Bild des Menschen sein.
Eine Substanz wird durch die Potenzierung zu einer homöopathischen Arznei. Jeder Schritt einer Potenzierung löst den Geist aus der Materie. Hahnemann nennt diese Arzneimittelherstellung Vergeistigung einer Substanz.
Die homöopathisch vergeistigte Form wirkt als heilende Information.

Durch die vergeistigte Form einer Substanz wird diese zur homöopathischen Arznei und gibt einem Kranken die heilende Information. Mit dieser Information wird der heile, göttliche Funke gestärkt und der Kranke heilt sich selbst mit der passenden Information.

Homöopathie braucht homöopathische Arzneien

„Macht es nach, aber macht es richtig“, sagt Hahnemann im Organon der Heilkunst. In einzelnen Paragraphen hat er die Prinzipien der Homöopathie aufgestellt.
Homöopathische Arzneien werden nur durch Potenzierung zum Heilmittel.

Es gibt selbsternannte Heiler, die empfehlen, den Namen eines homöopathischen Arzneimittels auf einen Zettel zu schreiben, darauf ein Wasserglas zu stellen und das Wasser zu trinken. Das wirkt wie ein homöopathisches Globuli. Solche Aussagen sind ganz einfach falsch und kommen von Menschen, die keine Ahnung von Homöopathie haben. Von solchen Heilern sollte man sich fernhalten. Das zeigt wie unqualifiziert und leichtfertig Heiler sein können.
Das Heilpraktikergesetz schützt uns in Deutschland leider nicht vor jedem Scharlatan.
Das Gesetz besagt, dass in Deutschland nur Ärzte und Heilpraktiker Krankheiten feststellen und Maßnahmen zur Linderung einleiten dürfen. Ansonsten wird Heilen ohne Erlaubnis mit Geldstrafen oder Freiheitsentzug geahndet.
Doch leider gibt es immer wieder eine Grauzone, in der selbsternannte Heiler gefährliche Dinge „verkaufen“ und sich an verzweifelten Menschen bereichern und diese falsch beraten.
Deshalb muss jeder Mensch, der sich an Heiler wendet, darauf achten, wer der Heiler ist.
Fragen Sie immer nach und finden sie heraus, mit wem Sie es zu tun haben.
Und denken Sie daran, nur Ärzte oder Heilpraktiker haben eine Heilerlaubnis.
Leider gibt es trotzdem die Grauzone, in der sich selbsternannte Heiler herum tummeln und mitunter schaden.
Die Heilpraktikerüberprüfung stellt sicher, dass der Heilpraktiker, der die Heilkunde anwendet keine Gefahr für die Volksgesundheit ist.

Viele Heiler sind keine Heilpraktiker und haben somit keine Erlaubnis andere zu heilen. Heilpraktiker müssen sich einer amtsärztlichen Überprüfung unterziehen, in der sie nachweisen müssen, dass sie keine Gefahr für die Volksgesundheit sind. Selbsternannte Heiler arbeiten ohne Heilerlaubnis, was ihnen nach dem Gesetz verboten ist. Und dennoch schaffen sie es heimlich in der Heilerszene Fuß zu fassen.
Somit sollte jeder Hilfesuchende mit wachem Verstand sich in Heilverfahren begeben und selbstverantwortlich dafür sorgen sich an aufrichtige Menschen zu wenden, die eine Erlaubnis zum Heilen haben.
Aufrichtige Menschen haben nichts zu verbergen, machen keine Heilversprechen. Leider arbeiten auch einige selbsternannte Heiler mit homöopathischen Arzneien, ohne dass sie wissen, was sie tun.

Der Beruf Homöopath

ist als solcher nicht geschützt.
Ärzte oder Heilpraktiker, die homöopathisch therapieren, werden Homöopathen genannt.
Ein Homöopath ist an sich kein Beruf.
Ein Homöopath ist Arzt oder Heilpraktiker, der die Homöopathie als Therapie anwendet.
Selbsternannte Heiler oder andere Therapeuten, wie z. B. Physiotherapeuten, die homöopathische Arzneien empfehlen sind diesbezüglich nicht berechtigt und nicht qualifiziert.

Heilpraktiker und Ärzte mit der Zusatzqualifizierung zur Homöopathie haben einen langen Weg einer homöopathischen Ausbildung hinter sich, haben oft Praktika und viele homöopathische Seminare absolviert.

Wer wahre klassische Homöopathie möchte, braucht einen klassischen Homöopathen

Es gibt mancherlei Therapeuten, die so nebenbei mal eine homöopathische Arznei empfehlen, die sie mal zufällig aufgeschnappt haben. Nach dem Heilpraktikergesetz ist das verboten, dennoch gibt es immer wieder die „schwarzen Schafe" in der Therapeutenszene.

Dann sagen manche: „Homöopathie hilft nicht:" Homöopathie hilft nicht, wenn sie nicht richtig angewendet wird.

Wenn Homöopathie nach dem Ähnlichkeitsprinzip angewendet wird, geschieht Heilung.

Mit einem schönen Blümchen in der Hand kam eine Patientin zu mir. Seit einem halben Jahr ist sie in homöopathischer Behandlung. Es geht ihr gut. Sie strahlt. Ihr göttlicher Funke leuchtet wieder.

Eine Patientin mit einer schweren Krebsdiagnose ruft an. Seit der Diagnose ist sie in homöopathischer Behandlung. Nun hat sie die erste Chemotherapie sehr gut überstanden. Sie hatte keine Übelkeit und Erbrechen, wie es viele Betroffene erleiden. Sie ist sehr dankbar, dass sie durch die Homöopathie eine harte notwendige Therapie besser verkraftet und stark genug für die Chemotherapie ist.

Homöopathie als Begleitung anderer Therapien

Die Homöopathie kann Nebenwirkungen harter Therapien begleitend heilen.
So können z.B. Impffolgen vorgebeugt und geheilt werden.
Ein Therapeut, der rät: „Lass dich bloß nicht gegen Corona impfen" ist kein guter Therapeut.
Jeder Mensch muss selbst für sich fühlen, was richtig für ihn ist. Da darf niemand von einer Therapie abraten, die vielleicht lebensrettend sein könnte.
Jeder muss selbst für sich entscheiden, was er tun möchte.
Gott schenkte uns den freien Willen. Aber Menschen greifen gern in den Willen ihrer Mitmenschen ein.

Mit der Homöopathie haben wir die Möglichkeit, andere Therapien zu begleiten und ihnen manche Härte zu nehmen.
Ich hatte in meinen spastischen gelähmten Arm von einem Neurologen Botulinuminjektionen bekommen. Das sollte den Arm lockern und entspannen. Die erwünschte Wirkung trat nicht ein. Mein Körper reagierte gegen das Toxin und bildete Antikörper.
Ich hatte einige Tage Durchfall. Arsenicum album ist die homöopathische Arznei bei Durchfall durch Vergiftung. Ich nahm die Arznei und mir ging es wieder gut. Nach drei Versuchen mit der Injektion

ohne Therapieerfolg brachen wir die Behandlung mit Botulinuminjektionen ab.
Ich habe schon mehrere Menschen gesehen, die durch homöopathische Begleitung eine notwendige Chemotherapie oder eine Impfung sehr gut vertrugen.
Ein guter Therapeut rät nicht von anderen notwendigen Therapien ab. Eine Chemotherapie ist oft die einzige Chance, einen schwerkranken Menschen das Leben zu retten. Diese Chance sollte jeder ergreifen dürfen.
Manche Therapien sind einfach notwendig, auch wenn sie hart sind.
Kein Therapeut hat das Recht, Hilfe suchende Menschen zu verunsichern und von Therapien abzuraten. Keiner hat das Recht sich in das Leben anderer einzumischen und Ratschläge zu erteilen, die der eigenen Meinung entsprechen.
Manchmal müssen Menschen durch schwere Zeiten gehen und harte Therapien aushalten.
Zum Glück haben wir die Homöopathie, mit der wir andere Therapien begleiten und Nebenwirkungen abschwächen können.
Darauf vertraue ich.

Homöopathie zeigt uns den wahren Grund für Folgen

Nach meinem Schlaganfall bin ich halbseitig gelähmt und somit bewegungseingeschränkt.
„Das ist die Folge des Schlaganfalles“, so wird es erklärt.

Acht Jahre später habe ich nach einer Erkältung einen Lippenherpes. Ich nehme Rhus toxicodendron als homöopathische Arznei. Dann fällt es mir leicht in meinen Trainingsgeräten mein tägliches Training zu absolvieren.
Ich kann mich sehr gut bewegen.
Rhus toxicodendron ist die Arznei mit Folge von Bewegungseinschränkung.
Nach meinem Schlaganfall wollte ich mich aufstellen, ein paar Schritte versuchen zu gehen. Das Personal in den Rehakliniken stellte meine Bettgitter hoch oder hat mich im gebremsten Rollstuhl in eine Ecke geschoben. Es gab keine Unterstützung, mich wieder auf die Beine zu stellen, im Gegenteil: Meine Bewegung wurde noch mehr eingeschränkt.
Nun gibt mir Rhus toxicodendron Energie und es macht mir Freude mich in meinen Geräten zu bewegen.
Warum bin ich bewegungseingeschränkt? Ist es wirklich nur die Folge eines Schlaganfalles?
Rhus toxicodendron zeigt: Es ist die Folge von Bewegungseinschränkung. In der Reha wurde ich ruhig gestellt, dass ich nicht stürze.
Bewegung hätte mir geholfen, um in Bewegung zu kommen.
Rhus oxicodendron verrät mir den Grund für meine Bewegungseinschränkung.
Schon einige male habe ich Rhus toxicodendron genommen, wenn es dem Ähnlichkeitsprinzip entsprach.
In meiner Kunsttherapie habe ich gelernt, man solle seine Heilmittel malen. Vor langer Zeit habe ich auf

einer großen Leinwand Rhus toxicodendron gemalt. Das Bild hängt über meinem Bett. Ich sehe es an, wie sich die Pflanze weitet und wächst. In meinem Stehtrainer weite ich mich aus. Ich strecke meinen rechten Arm nach Oben und dehne mich. „Stehst aber gut“, sagt mein Sohn, der mich beobachtet. Ja, das ist mit der Wirkung von Rhus toxicodendron möglich.
Die Folge der Bewegungseinschränkung wird sichtbar, wenn durch die homöopathische Arznei Bewegung plötzlich möglich ist. Die Arznei gibt Hinweis auf den wahren Grund von Beschwerden.

Gedicht: Rhus toxicodendron

Ich stehe auf
und breite mich aus.
Ich nehme mir meinen Raum,
wachse ohne Zaun.
Rhus toxicodendron
will nicht mehr eingeschränkt sein.
Es nimmt seinen ganzen Raum jetzt ein.

Die passende Arznei heilt den ganzen Menschen

Meine Herpesbläschen an der Lippe heilen und ich kann mich besser bewegen.
Die Bewegung vitalisiert mich. Im Arzneimittelbild von Rhus toxicodendron lesen wir: Bewegung bessert die Beschwerden.
Rhus toxicodendron wächst an einem Zaun, um sich zu halten. Der Zaun schränkt die Pflanze in ihrer

Freiheit ein. Rhus toxicodendron möchte sich frei entfalten. So habe ich die Pflanze gemalt: ohne den Zaun, sie wächst und breitet sich aus.
Ich stehe in meinem Stehtrainer frei, ohne mich abzustützen und zu halten. Ich dehne mich aus und entfalte mich.
Rhus toxicodendron heilt mich im Augenblick ganzheitlich. Der Lippenherpes heilt ab und ich kann ohne Anstrengung stehen und mich ausdehnen und entfalten.
Doch es bleibt eine kleine Angst übrig, wirklich einen Schritt zu gehen.
Im Organon im §186 erklärt Hahnemann, wenn eine passende Arznei nicht in die vollständige Heilung führt, muss man die Beschwerden des Patienten erneut aufnehmen und eine neue ähnliche Arznei finden.

Fühlen was ist

Keine Laborparameter oder Röntgenbilder zeigen uns, was wirklich ist.
Was wirklich ist, können wir in uns fühlen.
Ich stehe, gehalten von meinem Mann und traue mich nicht einen Schritt zu gehen. Als ich wieder sicher in meinem Rollstuhl sitze, schließe ich meine Augen und gehe nach Innen. Warum mache ich keinen Schritt? Was lähmt mich in meinem Inneren? Ich finde eine Angst in mir. Ich habe Angst, vertraue meinen Füßen nicht mehr.
Es ist eine Urangst. Da fällt mir Streptococcinum ein. Ein neues Mittel wurde vor ca. zehn Jahren von dem

homöopathischen Arzt Dr. Andreas Tilch in der Homöopathie als neue Arznei bekannt.
Andreas Tilch beschreibt es im Arzneimittelbild als Mittel der Urangst. Ich fühle in mir die Urangst, die dem Ähnlichkeitsprinzip entsprechend die Streptokokke fühlt.
Die Streptokokke ist ein Einzeller, der auch wir einst waren, bevor sich aus der einen Zelle irgendwann unser ganzer Körper formatiert hat. Tief in uns sind wir der Einzeller, der darauf angewiesen ist, einen Platz zu bekommen.
Keiner will Streptokokken haben. Sie werden bekämpft mit Antibiotika oder mit dem Messer eines Chirurgen.
Welcher Teil ist in mir, der nicht dazugehört? Ist es die Bewegungseinschränkung, das nicht gehen könne, was ich nicht möchte?
Ich habe es angenommen, wie es ist. Ich sitze im Rollstuhl und nehme am Leben teil.
Aber wünsche ich mir doch nicht die Unabhängigkeit und selbst gehen zu können.
Verschiedene Rehakliniken und ambulante Ergotherapien brachten mich nicht weiter. Dann brach ich vor eineinhalb Jahren die Ergotherapie ab. Warum soll meine Krankenversicherung hohe Summen bezahlen für Therapien, die nicht erfolgreich sind?
In dieser Woche habe ich auch keine Physiotherapie. Und ich fühle mich mit meiner Homöopathie sehr gut.

In der Tiefe heilen

Bevor ich zu Bett gehe, nehme ich Streptococcinum C200. Das darf über Nacht seine Wirkung in mir entfalten.

In meiner Abendmeditation sehe ich mich im Gerichtssaal zu meiner Ehescheidung. Meine erste Ehe wurde geschieden. Ich wollte die Trennung, weil ich mit einem anderen Mann eine Beziehung eingegangen bin.

Ich war böse und habe meinen Exmann behandelt wie eine Streptokokke, die ich nicht haben möchte.

Keiner möchte Streptokokken. Sie werden überall bekämpft.

Auch ich habe während meiner Ehescheidung gekämpft und meine Liebe nicht mehr gesehen. Acht Jahre später fühle ich, dass in mir gekämpft wurde. Und die weibliche, linke Seite, die bekämpft wurde, ist gelähmt.

Tränen rollen über meine linke Wange, meine weibliche Wange.

Ich wollte meinen Exmann nicht mehr und wollte meine Liebe zu ihm nicht mehr.

Meine weibliche Liebe ist der Teil, dem ich keinen Platz mehr gab. Wie eine Streptokokke habe ich diesen Teil bekämpft.

Streptococcinum wirkt in mir. Es wirkt in der Tiefe meines Unbewusstseins. Und vor mir ist der abgelehnte Teil: Meine weibliche Liebe.

Im Geist breite ich meine Arme aus und rufe meine weibliche Liebe. Ich sage ihr: „Es tut mir leid, dass ich dich wie eine Streptokocke bekämpft habe. Heute

weiß ich es besser. Du gehörst zu mir.“ In Liebe nehme ich den Teil in meine Arme und atme ihn tief in mein Herz.
In der Homöopathie wird Ähnliches durch Ähnliches geheilt.
Das, was wie eine Streptokokke bekämpft wurde, wird mit der ähnlichen homöopathischen Arznei, mit Streptococcinum in Liebe wieder integriert.
Ich empfinde eine tiefe innere Heilung, die in mir geschehen ist.
Mit meiner rechten Hand halte ich meine linke Hand fest. Sanft streichele ich meine linke Hand.
Oft fühlte ich in meiner vergangenen Rollstuhlzeit Sehnsucht nach meinem Exmann und bereute sehr, dass ich mich trennte.
Nun ist keine Sehnsucht mehr zu fühlen. Ich fühle mich vollständig. Der einst bekämpfte Teil ist wieder in mir. Nun bin ich wieder ganz, in der Tiefe geheilt.
Ich danke Andreas Tilch für die Entdeckung der wunderbaren neuen homöopathischen Arznei Streptococcinum.
Alles was zu mir gehört, kehrt wieder zu mir zurück.
Ich bin in der Tiefe geheilt.
So tief wirkt die Homöopathie.
Und ich fühle:
Es kommt nicht auf die Unversehrtheit des Körpers an, um heil zu sein.
Wichtig ist nur, dass wir glücklich sind.
Ich kann nicht gehen, aber ich bin glücklich. Ich bin in der Tiefe geheilt.

Meine Erkenntnis ist, dass die Heilung nicht für das Auge sichtbar sein muss. Heilung ist, wenn wir es fühlen.

Wir sind göttliche Wesen

Ich habe Belladonnasymptome: eiskalte Hände und Füße und rote warme Wangen.
Während ich in meinem Rollstuhlhometrainer trainiere ist mein Muskeltonus sehr hoch und ich muss mich sehr anstrengen.
Ich nehme Belladonna. Belladonna ist auch eine bewährte Arznei bei Streptokokkeninfektionen.
Ich nehme Belladonna und das Training geht wie von selbst. Meine Hände und Füße werden wärmer.
Von meinen Lippen löst sich Haut an der Stelle, an dem die Herpesbläschen waren. Es löst sich etwas. Wie beim Scharlach, der durch Streptokokken ausgelöst wird und sich die alte Haut ablöst.
Die Homöopathie hat etwas von mir abgeschält. Vielleicht ist es das alte Ego, welches sich an einem gut funktionierenden Körper festklammert.
Und ich kann es fühlen:
Ich bin nicht der Körper, der nicht gehen kann.
Ich bin ein göttliches Wesen, von Gottes Geist erschaffen.
Alles ist richtig, wie es ist.
Auch wenn wir als Menschen mit körperlichen Einschränkungen leben müssen, so sind wir das nicht.
Wir sind göttliche Wesen und als solche vollkommen.
Und:

Die Homöopathie ist ein göttliches Wesen

Sie begleitet einen spirituellen Erkenntnisprozess.
Die homöopathischen Arzneien haben mir in acht Jahren als Behinderte geholfen, spirituell zu erwachen.
Der Weg als Behinderte im Rollstuhl war nicht leicht.
Doch ich durfte auf diesem Weg die Homöopathie als göttliches Wesen erkennen.
Ich danke diesem Prozess des Erwachens.
Demütig danke ich Gott, dass ich diesen Heilweg gehen durfte.

Der Mensch muss zum Höheren aufsteigen

Rudolph Steiner sagte, dass nur niedere Ebenen zu höheren aufsteigen können, höhere Ebenen kommen nicht zu den niederen.
Das bedeutet, dass die geistige Welt nicht zu den Menschen kommt, sondern der Mensch muss sich zur geistigen Welt hinauf schwingen.
Wenn unteres zu höherem geht, sollten wir auch fragen: Aus welchen Ebenen bekommen manche „spirituelle“ Berater und Heiler ihre Information? Es sind die niederen Ebenen, die sich dann dem menschlichen Heiler präsentieren.
Denn zur geistigen Welt muss sich der Mensch selbst begeben.
Wenn wir das verinnerlichen wird klar:

Eine hohe Potenz einer homöopathischen Arznei heilt auf hohen geistigen Ebenen!

Die homöopathische Potenzierung

… ist der Aufstieg einer Arznei in die geistige Welt.
Die heilende Information kommt aus hohen geistigen Ebenen.
Je höher die Potenz, umso höher die geistige spirituelle Ebene aus der die heilende Information wirkt, weil sie aufgestiegen ist.
Je höher die Potenz der homöopathischen Arznei, umso tiefer die Wirkung im Menschen.

Homöopathie heilt unsere Gene

Samuel Hahnemann hat die Übertragung von Erbkrankheiten mit Miasmenbehandlung geheilt.
Die Miasmenlehre beschreibt Hahnemann im Organon und in seinem Buch „Chronische Krankheiten“.
Mir ist keine Therapie bekannt, mit der wir uns von genetischen Erbbelastungen befreien.
Ich kenne einige schlimme Hautekzeme bei denen eine Miasmabehandlung der Psora Heilung brachte.
Ich kenne eine Patientin, deren Tumor im Uterus verschwand nach Behandlung des syphillitischen Miasma.
Während ich das schreibe, bekomme ich kurz nach der Abheilung eines Lippenherpes wieder einen Herpes. An der gleichen Stelle bricht der Herpes erneut wieder aus. Das Miasma bei Herpesinfektionen ist das tuberculiene Miasma.

Meine Mutti hatte auch oft einen Lippenherpes. Die erbliche Belastung ist offensichtlich.
Ich nehme Tuberculinum C200 und der Herpes heilt. Außerdem fühle ich eine starke körperliche Kraft. In meinem Hometrainer fühle ich mich stark und kraftvoll, das Display zeigt Bestwerte.
Von dem Homöopathen Andreas Krüger weiß ich, dass das tuberculine Miasma Heimatverlust erlebt hat. Die Familie meines Vaters wurde nach dem zweiten Weltkrieg aus dem Sudetenland heimatvertrieben.
Ihre ungelebte Trauer habe ich als ihr Kind vor ca. einem Jahr schon einmal mit Tubercullinum C200 gelöst.
Seit dem ist meine tiefe unbewusste Trauer geheilt.
Und nun stehe ich in meinem Stehtrainer. Tubercullinum wirkt. Ich sehe stehend aus dem Fenster zu unserem Wald. Ich fühle mich tief berührt von dieser wunderschönen Landschaft. Eine Träne rollt aus meinem linken Auge. Ich fühle ein Engel trocknet sie. Es ist ein Engel gesandt von Tubercullinum. Aus einer hohen Ebene wirkt es heilend in mir.
In tiefer Dankbarkeit verneige ich mich vor meinem Leben hier an diesem Platz.
Ich lebe mitten im grünen Herzen von Deutschland und bin dankbar.
Ich freue mich in meinem Herzen in Liebe hier leben zu dürfen.
Dankbarkeit, Freude und Liebe sind die Essenzen zur Heilung.

Gedicht: Tubercullinum hat mir die Heilung geschenkt

Ich lebe an dem Ort,
wo meine Wiege schon stand.
Ich reiche dem inneren Kind in mir die Hand.
Tuberculinum hat mir die Heilung gesandt.
Meine Eltern haben mir in Liebe einen Körper geschenkt,
der vom göttlichen Geist gelenkt.
Da ist allein mein Gott präsent.
Was immer auch wird sein.
Mit Gott bin ich nie allein.

Homöopathie heilt Körper, Geist, Seele und genetische Dispositionen

Wie man unschwer an meiner Erfahrung mit der Arznei Tubercullinum erkennen kann: Die Homöopathie heilt wahrlich ganzheitlich. Durch die Miasmabehandlung wurde die genetische Disposition behandelt: Der Herpes heilt ab. Nicht nur die körperliche Ebene erfährt Heilung.

Meine Seele erfährt Heilung, indem sie ihre Heimat fühlt. Mein Geist erkennt sich klar vollkommen richtig, wo und wer ich bin. Die erwachsene Martina tröstet ihr inneres Kind und erkennt die Göttlichkeit.

Das ist Heilung auf allen Ebenen, wahres ganzheitliches Heilen.

Homöopathie ist individuell

Wir sind individuelle Wesen und müssen als Individuen behandelt werden.
Es gibt kein allgemeines Arzneimittel für eine bestimmte Krankheit.
Mit Leib und Seele bin ich Homöopathin und suche in dem Menschen, der vor mir sitzt das Individuum, das ihn ausmacht. Dazu passend suche ich dem Ähnlichkeitsprinzip entsprechende homöopathische Arznei, die dann die individuelle Heilung begleitet.
Mit der passenden individuellen gewählten Arznei heilt sich das Individuum selbst durch die individuelle Information aus der hohen Ebene der potenzierten Arznei.
Ich sitze mit einer Frau in meiner homöopathischen Praxis. Sie zählt mir drei Krankheiten auf, die bei ihr diagnostiziert wurden. Gegen jede Krankheit nimmt sie ein Medikament.
Ich sage ihr, dass sie nicht mehr von ihren Krankheiten reden soll. Ich möchte ihre Empfindungen hören. Sie beschreibt ihre Probleme, die genau passen zu einer homöopathischen Arznei.
Ich schreibe ihr ein Rezept und entlasse die Patientin mit den besten Wünschen und einem guten Gefühl. Ich bitte um Gottes Segen und lasse geschehen, was geschehen soll. In einem halben Jahr habe ich ihr einen Termin gegeben und ihr gesagt, dass sie mich jederzeit anrufen kann, wenn sie mich braucht.
Ich stehe nicht unter Druck, Geld verdienen zu müssen, wie viele andere Therapeuten, die ihre Patienten mit ständigen Terminen zuplanen müssen.

Viele glauben auch, ohne ihre therapeutische Intervention geschieht keine Heilung.
Ich lasse meine Patienten frei und binde sie nicht an mich. Ich weiß, dass mit der richtigen Information jedes Wesen sich selbst heilt.
Wir müssen uns nicht an Therapeuten binden. Kein Therapeut kann uns besser heilen, als die Selbstheilung.

Wer dem inneren Heiler vertraut, braucht keine Therapeuten mehr

Ich habe Menschen gesehen, die haben sich an Therapien geklammert und wollten heilen. Sie wurden bitter enttäuscht. Weil es keine Heilung gab.
Es gibt nur eine Heilung, die in unserem Inneren geschieht.
„Das tut gut, dass ich mit Ihnen nicht über meine Krankheiten reden muss“, sagte mir eine Patientin, „Sie hören und sehen nur das, was wirklich mit mir ist.“
„Geben Sie mir doch bitte früher einen Termin“, bat mich eine Patientin. Ich erkläre ihr, dass sie mich jederzeit telefonisch kontaktieren kann. Sie braucht mich nicht, um zu heilen. Sie heilt sich selbst mit der Information der homöopathischen Arznei.
In uns gibt es den inneren Heiler, der ständig heilt und alles in Balance bringt.
Wer über Heilung redet und dieser vertraut, wird heilen.

Wer ständig Termine bei Therapeuten braucht, der braucht Gründe, um zum Therapeuten zu gehen. Er braucht etwas Krankes, was behandelt werden muss.
Wer ständig über Krankheiten redet, macht sich krank. Menschen, die mich mitleidig anschauen, weil ich im Rollstuhl sitze, sage ich: „Das ist nicht schlimm. Ich bin nur auf dem Weg in Heilung."
Jeden Morgen sehe ich überm Wald ein neues Licht aufgehen und sage: „Danke, dass ich diesen neuen Tag geschenkt bekomme."
Unser Leben ist ein Geschenk. Und wir behandeln es oft als wäre es eine Plage.
Ich denke nicht daran, dass ich nicht gehen kann und rede nicht davon. Ich denke an das Licht, das mir geschenkt. Ich denke an Gottes Liebe, in der ich werde.

Die Urkraft des Lebens

Ich nehme Streptococcinum C200. Andreas Tilch zeigt im Streptococcinum eine Ähnlichkeit zum männlichen Sperma. Streptokokken bewegen sich wie Sperma. Ich habe in aquarelltechnischer Malerei ein Bild zu Streptococcinum gemalt. Es ist in meiner Praxis. Streptokokken schwimmen im Wasser, ihr Köpfchen und ihr beweglicher Schwanz.
Oben links malte ich ein Herz, welches jetzt wie ein Uterus erscheint.
Eine männliche Spermazelle trifft auf eine weibliche Eizelle. Ein neuer Einzeller entsteht, die Urkraft des Lebens.

Für mich ist Streptococcinum die Urkraft des Lebens. Die männliche Samenzelle, ähnlich der Streptokokke, vereint sich mit einer Zelle, um neues Leben zu erschaffen. Streptococcinum ist der Urknall. Streptococcinum ist die Urkraft des Lebens, durch das aus einer Zelle ein Körper entsteht, in dem die Seele wohnt.

„Tumorzellen haben keine Streptokokken", sagte Andreas Tilch in einem Vortrag. Also sind die Zellen, mit denen sich Streptokokken vereinen immer gutartig.

Streptococcinum gehört zum lebens erschaffenden Prinzip. Streptococcinum ist die Urkraft des Lebens.

Streptococcinum wirkt in mir, ich fühle wie sich der Atem durch mich bewegt. „Es atmet mich", heißt die Atemformel im Autogenen Training.

Nach meinem Schlaganfall hat mir Gott ein neues Leben geschenkt. Er hat mir ein zweites Mal den Atem eingehaucht.

Streptococcinum lässt mich durchatmen und mein Sein wird von Gottes Atem durchflutet.

Meine Seele bewohnt meinen Körper: Das ist die Urkraft des Lebens - Streptococcinum!

Das Feuer des Lebens

Am Morgen erwache ich. Ich schwitze, ein Nasenflügel ist verstopft. Das sind Symptome für Belladonna. Ich nehme Belladonna C30. Dann schließe ich meine Augen und fühle:

Streptococcinum ließ mich die Urkraft des Lebens fühlen.

Belladonna zeigt mir das Feuer des Lebens. Das Feuer des Lebens ist die Liebe.
Die Liebe ist die höchste Energie im Universum. Gott ist Liebe.
Aus Liebe sind wir erschaffen.

Gedicht: Das Feuer des Lebens ist Liebe

Aus Liebe sind wir gemacht.
Der glückliche Mensch ist der,
der in Liebe erwacht.
Der in Liebe kann sein
ist mit allem Leben vereint.
Das Feuer des Lebens ist Liebe.

Die Seelenessenz

In der Homöopathie hat jeder Mensch ein Kostitutionsmittel. Es ist das Mittel, das uns ein Leben lang begleitet, unserer Konstitution entspricht und uns am ähnlichsten ist. Das Konstitutionsmittel stärkt uns.
Mein Konstitutionsmittel ist Natrium chloratum. Das hat mein erster Homöopathielehrer in meinem ersten Seminar in Homöopathie während der Heilpraktikerausbildung herausgefunden.
Mit Natrium chloratum heilte meine Neurodermitis als ich 21 Jahre alt war. Es war die erste homöopathische Heilung, die ich erleben durfte.
Ich nehme gelegentlich Natrium chloratum, wenn es passt.
Auch heute nehme ich ein paar Kügelchen Natrium chloratum.

Für mich ist es mehr als mein homöopathisches Konstitutionsmittel.
Natrium chloratum stärkt meine Seelenessenz.
Die psychologische Bedeutung nach Antonie Peppler heißt: „Lasse los und fühle dich.“
Ich lasse los und fühle mich:
Ich fühle wie mich Leben durchströmt. Ich fühle meine Seele, die meinem Körper bewohnt.
Ich fühle mich.
Natrium chloratum entspricht meinem Wesen entsprechend des Ähnlichkeitsprinzips:
Alle Symptome verbessern sich am Meer. An der Nordsee geht es mir immer gut. Jedes Jahr verbringe ich einige Zeit an der Nordsee. Dort habe ich eine zweite Heimat für mich gefunden.
Weiterhin ist Natrium chloratum unter Homöopathen ein Kummermittel, besonders, wenn es um Verluste geht.
Ich habe unter Verlusten immer gelitten und lange getrauert.
Und nun ist es so, dass der nächste Abschied bevorsteht. Meine beste Freundin hat eine schwere Krebserkrankung und liegt im Sterben.
Tränen dürfen fließen mit Natrium chloratum. Ich darf die Trauer fühlen. Mit Natrium chloratum dürfen alle Gefühle da sein.

Offen für die geistige Welt

Ich habe am Abend Belladonnasymptome und nehme Belladonna C200. Im Symbolischen Repertorium wird Belladonna als spirituelle Arznei beschrieben.

Dazu ist eine C200 eine hohe Potenz, die in die geistigen Ebenen aufsteigt.
Belladonna C200 wirkt in mir.
Vorm einschlafen bete ich. Ganz besonders bete ich für meine Freundin. Ich sehe ihre verstorbene Mutter im Licht. Es beruhigt mich, dass ich weiß, meine Freundin wird liebevoll in der geistigen Welt empfangen. Sie ist dann nicht allein.
Aber ich fühle auch, dass meine Freundin Angst hat. Ich habe auf einer geistigen Ebene Kontakt zu ihr und ermutige sie liebevoll, sich dem Licht hinzugeben.
Christus erscheint, alles ist liebevoll und friedlich.
In der zweiten Nachthälfte träume ich von meiner Freundin. Sie erscheint mir im Licht. Da wird mir klar, dass sie den notwendigen Schritt gegangen ist.
Am Morgen ruft mich die Tochter meiner Freundin an und teilt mir mit, dass meine Freundin 2.30 Uhr verstorben ist.
Ich wollte sie heute noch einmal in der Klinik besuchen.

Loslassen und verbinden

Natrium chloratum ist das Salz. Es ist löslich und zieht ebenso etwas an.
Ich nehme Natrium chloratum und fühle in mir: Das ist kein Abschied mit Ende.
Dann fahre ich im Elektrorollstuhl auf unserem Radweg entlang. Hier bin ich meiner Freundin, die im Nachbarort wohnte, oft begegnet.

Heute ist sie auf geistiger Ebene bei mir. „Ich fühle mich ganz leicht. Alles Schwere ist weg. Es ist so gut“, sagt meine Freundin.
Und auch ich fühle Leichtigkeit in mir.
Natrium chloratum zeigt mir: Alles darf sein, wie es ist. Es ist gut so.
Überall liegt noch Schnee. Unsere Gemeindearbeiter haben den Radweg gesalzen – Natrium chloratum: Das Eis hat sich gelöst. Das Salz ließ das Eis schmelzen. Meine Freundin ist verstorben. Ich bin traurig und ich lasse es sein. Mit Natrium chloratum darf es gut sein in mir.
Diesen harten Weg der Trauer muss ich gehen. Doch ich muss ihn nicht allein gehen. Die homöopathischen Arzneien begleiten mich. Das ist eine göttliche Gnade.

Homöopathie heilt - also hat sie Recht

Ich danke Gott für die Homöopathie. Sie ist ein wertvolles Geschenk.
Eine Patientin ruft an und berichtet von ihrer Heilung durch Homöopathie.
„Welche Kraft in den kleinen Kügelchen steckt“, sagt sie begeistert.
„Was würde ich nur ohne Homöopathie tun?“, sagt die Patientin, die schon viel Heilung durch Homöopathie erfahren durfte.
Wir brauchen keine wissenschaftlichen Beweise, dass Homöopathie wirkt, weil wir genügend Beweise haben durch Menschen, die großartige Heilerfahrungen durch Homöopathie erfahren haben.

„Wer heilt hat Recht“, sagte Paracelsus.
Homöopathie heilt - also hat sie Recht.
Das bestätigen die Erfahrungen, die Menschen mit der Homöopathie sammeln dürfen. Gott sei dank haben wir die Homöopathie.

Homöopathie wirkt

Eine Mutter kontaktiert mich, der Hautausschlag ihrer Tochter wäre schlechter und dann besser geworden. Sie wollte nur wissen, ob sie das Mittel, wie abgesprochen, weiter geben sollte.
Das ist eine sehr gute Reaktion, Homöopathen nennen es homöopathische Erstverschlechterung und freuen sich darüber. Die Erstverschlechterung ist die Antwort des Körpers auf das passende homöopathische Arzneimittel. Bei einer Erstverschlechterung weiß der Homöopath: „Ich habe der Ähnlichkeitsregel entsprechend das richtige Mittel gegeben.“
Eine Erstverschlechterung dauert nicht lang. Es ist nur ein kurzes Aufflammen der Symptome und dann geschieht Heilung.
Mit der Erstverschlechterung setzt schon die Heilung ein.
„So ein paar Kügelchen können doch nicht helfen“, meint manch Einer. „Da muss man daran glauben“, sagen andere.
Man muss an alles glauben.
In der Bibel steht, Jesus sagt dem Geheilten: „Dein Glaube hat dich geheilt.“
Wie wir glauben, so wird es geschehen.

Als Krankenschwester arbeitete ich auf einer Unfallstation. Viele alte Leute sagten: „Ich komme sowieso nicht wieder auf die Beine.“ Dann ist es so, wie sie es glauben.
Meine Oma war im Alter von 75 Jahren sehr krank. Ich fuhr sie ins Krankenhaus. Sie sah aus dem Fenster und sagte: “Glaub mir, Mädchen, ich sehe unser Dorf nicht wieder.“ Ich weinte leise, streichelte Oma über den Kopf, sagte innerlich Ja. Ich akzeptierte ihren Glauben und den Weg ihrer Seele. Oma sah aus dem Fenster und nahm Abschied von ihrem Dorf.
Im Krankenhaus diagnostizierte man eine schwere Krebserkrankung. Wenige Zeit darauf verstarb sie. Es geschah wie sie es glaubte.

Das, was man glaubt, wird geschehen. Mit und ohne Homöopathie.
Wir müssen an jede Therapie glauben. Oder nicht. Und es geschieht was wir glauben.

Homöopathie braucht keine aufwendigen Untersuchungen

Ein junger Mann erbittet meine Hilfe. Er hat Bauchschmerzen und Verdauungsprobleme.
Früher hätte ich Dunkelfeldvitalblutanalyse gemacht. Dann hätte ich Stuhl im Labor untersuchen lassen, um nach der Auswertung mit Probiotika den Darm zu sanieren.
Zusätzlich wären Kosten für den Patienten entstanden. Und es ist nicht sicher, ob die Behandlung zum Erfolg geführt hätte.

Heute arbeite ich nur mit klassischer Homöopathie. Ich brauche keine aufwendigen und teuren Untersuchungen.
Ich führe eine homöopathische Anamnese durch, befrage den Patienten genau. Dann verordne ich das passende homöopathische Arzneimittel. Nach vier Wochen kommt der junge Mann wieder. Er hat keine Beschwerden mehr und er habe regelmäßig Stuhlgang.
„Meine Verdauung ist viel besser geworden“, verkündet er lächelnd in Freude.
Diese Heilung geschah durch die Gabe eines einzigen homöopathischen Mittels.
Ich habe beim Wasserlassen brennende Schmerzen und Druck im Unterbauch.
Ich könnte bei meiner Hausärztin meinen Urin untersuchen lassen. Dann würde ich Antibiotika bekommen. Das möchte ich nicht, deshalb gehe ich nicht zu meiner Ärztin.
Ich sage meine Therapie im Thermalbad mit meiner Physiotherapeutin ab. Ich nehme Natrium chloratum als passende homöopathische Arznei, nach zwei Tagen habe ich keine Symptome mehr. Ich brauchte keine Laboruntersuchung meines Urins, kein Antibiotika. Ein einziges homöopathisches Arzneimittel heilte meine Blasenentzündung vollkommen aus.
Homöopathie braucht keine aufwendigen und kostenintensiven Untersuchungen.
Homöopathie braucht nur die Symptome und Empfindungen eines Menschen und Kenntnisse eines Homöopathen, um das passende Arzneimittel zu

finden. Und mit der passenden Arznei heilt sich der Körper selbst.

Homöopathie heilt unkompliziert

Der Homöopath hört dem Klienten zu, nimmt wahr, welche Empfindungen ihm geschildert werden. Dann sucht der Homöopath genau das Arzneimittel, welches zu dem Klienten passt.

Es wird nichts kompliziert gemacht. Eine einfache homöopathische Anamnese, in Form einer genauen Befragung und aufmerksamen Zuhören reicht aus, um die passende Arznei zu suchen und zu finden.

In der herkömmlichen Arztpraxis hört kaum noch jemand dem Patienten zu und interessiert sich für Beschwerden.

Die Mediziner sehen auf ihren Computerbildschirm und werten Befunde aus.

Die Homöopathie sieht den Menschen

Die Homöopathie sieht den Menschen, hört ihm zu und nimmt ihn wahr.

Die herkömmlichen Mediziner sehen die Befunde auf Computerbildschirmen. Der Mensch sitzt nur daneben, während „über ihn“ geredet und entschieden wird.

In der herkömmlichen Praxis werden Befunde behandelt.

Die Homöopathie sieht den Menschen und redet mit ihm.

Die passende Arznei gibt dem Menschen die Information, mit der er sich selbst heilt.

Homöopathie ist Selbstheilung

Die passende homöopathische Arznei gibt dem Menschen die Information, die er braucht, um sich selbst zu heilen.

Die Homöopathie bekämpft nicht das Kranke, sondern stärkt das Gesunde.

So, wie man Kriege nicht mit Waffelieferungen beendet, beendet man Krankheit nicht, indem man sie kriegerisch bekämpft.

Krankheit geht, wenn Gesundheit stark ist.

Wenn das Gesunde einen Mensch ausfüllt, ist für Krankes kein Platz mehr.

Ein Mensch ist in der Lage sich selbst zu heilen.

Jeder Schnupfen heilt wieder, jede Wunde verheilt, jeder Mückenstich verheilt. Das kann der Körper ganz allein.

Selbst Wunden nach Operationen heilt der Mensch vollkommen allein.

Und wenn er Schwierigkeiten hat, sich selbst zu heilen, gibt es eine passende homöopathische Arznei, die dem Mensch informiert, dass er sich selbst heilen kann.

Und das Gute ist:

Der Mensch heilt sich selbst mit dem passenden homöopathischen Arzneimittel.

Wir dürfen der Heilung vertrauen, weil sie geschieht.

Der Mensch ist nicht ein Fehler der Schöpfung, in dem man alles sortieren und reparieren muss.

Der Mensch ist als vollkommenes Wesen nach dem Ebenbild Gottes erschaffen.

Der Mensch ist ein vollkommenes Wesen, gesund und vollständig.
Der Mensch ist kein zufälliges Wesen aus einer Laune der Natur heraus entstanden.
Der Mensch hat sich entwickelt zu der Vollkommenheit, die er ist.
Der Mensch ist fähig, die Vollkommenheit, aus der er kommt, jederzeit wieder herzustellen.
Wenn etwas aus dem Gleichgewicht geraten ist, kann er es selbst wieder ins Gleichgewicht bringen.
Homöopathie kann einem Mensch helfen, sein Gleichgewicht wieder herzustellen.
Egal, meine lieben Leser, welche Theorie ihrer eigenen Weltanschauung entspricht: die Schöpfung, die Evolution oder beides.
In jedem Fall ist ein Mensch ein vollkommenes Wesen, das sich selbst heilen kann.
Minütlich werden neue Zellen hergestellt, alte Zellen eliminiert.
Und es gibt eine Intelligenz, die weiß, welche Zellen wo und wann gebraucht werden. Es gibt eine Intelligenz, die alles steuert.

Homöopathie hilft der Körperintelligenz den Körper zu steuern und direkt die DNA zu steuern

Mit der Behandlung des Miasma in der Homöopathie können wir erbliche und genetische Belastungen heilen. Die Miasmenlehre hat Hahnemann gegründet und in seinen Büchern „Chronische Krankheiten“,

sowie im „Organon der Heilkunst“ eingehend beschrieben.
Mit der Behandlung der erblichen Faktoren durch eine Miasmabehandlung können wir schwere Erbkrankheiten durch homöopathische Behandlung heilen. Auch der gefürchtete Krebs ist im Grunde eine Erbkrankheit. Bei den meisten Menschen, die an Krebs erkranken, gibt es den Krebs auch schon bei ihren Eltern.
In der homöopathischen Klinik von dem homöopathischen Arzt Dr. Jens Wurster in der Schweiz werden Krebserkrankungen ausschließlich mit Klassischer Homöopathie behandelt.

Die meisten Krebserkrankungen sind erblich bedingt.
Sowie auch Herzkreislauferkrankungen, Allergien und Autoimmunkrankheiten ihre Wurzel in der DNA haben:
Ich kenne außer der Homöopathie keine andere Therapie, die genetisch bedingte Krankheiten heilen kann.
Die Homöopathie geht an die Wurzel des Problems und behandelt die Ursache der Krankheit.
Mit den homöopathischen Erbnosoden und den dazugehörigen Heilmitteln behandeln wir die Ursache der Krankheit.
Eine neue Nosode und meines Erachtens nach ein neues und wichtiges Miasma hat uns der homöopathische Arzt Dr. Andreas Tilch offenbart: Streptococcinum. Die Streptokokke ist der Einzeller, aus dem wir entstanden sind. Entsprechend der Ähnlichkeit ist eine Streptokokke mit dem

männlichen Sperma zu sehen: Vielleicht liegt hier schon die Angst, das wir keinen geeigneten Platz im Leben finden, ähnlich wie eine Spermie die geeignete Eizelle nicht findet.
Haben nicht viele Menschen Angst, nicht auf dem richtigen Platz zu sein? Viele fühlen sich nicht im richtigen Körper, können sich nicht mit ihrem Geschlecht identifizieren.
Viele glauben, sie leben in einer falschen Partnerschaft oder sind beruflich am falschen Platz.
Klimaaktivisten haben Angst vor Klimakatastrophen, vor dem Untergang der Erde. Hat die Spermie Angst, dass die Eizelle stirbt, bevor sie erreicht wird?
Politisch haben viele Angst vor den Rechten. Andere wiederum ängstigen sich vor den Linken.
Angestellte haben Angst vor ihrem Chef. Manche Ehefrauen haben Angst vor ihrem Ehemann.
Eltern haben Angst um ihre Kinder. Kinder sorgen sich um ihre Eltern. Leben wir im Zeitalter der Urangst?
Wir haben dafür eine homöopathische Erbnosode.
Bevor das Problem entsteht hat Gott schon die Lösung in uns gelegt.
Für jedes Symptom gibt es ein ähnliches homöopathisches Mittel, das mit der passenden Information uns sanft an die Hand nimmt und in die Heilung führt.
Meines Erachtens nach ist mit Streptococcinum ein neues Miasma in der Homöopathie geboren: Das Miasma der Angst. „Von der Urangst zur Verbundenheit“ heißt das Buch von Andreas Tilch.

Eine Klientin hat keine Angst vor Brustkrebs mehr. Diese Angst plagte sie sehr, nach Streptococcinum C200 war die Angst kein Thema mehr.

Emotionen heilen mit Homöopathie

Ein Mann leidet nach dem Tod seiner Frau. Täglich geht er zum Friedhof und hütet die Blumen auf dem Grab seiner Frau. Er ist durch die Trauer ausgezehrt und erschöpft. Das sage ich ihm. Er bestätigt es: „So fühle ich mich“, sind seine Worte. Nach Causticum C30 kommt eine homöopathische Erstverschlechterung. Nach Causticum C200 fühlt er sich aufgehellter und sieht das Gute, das ihm geblieben ist.

Die Trauer wird immer da sein. Sie gehört zu seinem Leben. Aber er kann es annehmen und damit umgehen. Danke Causticum, das Mittel des Auslaugens, das Mittel der Aufenthalte auf Friedhöfen.

So funktioniert Homöopathie:

Der Homöopath erkennt den Zustand des Menschen und kennt die Symptome eines ähnlichen Arzneimittels, „Similia similibus curentur“, Ähnliches wird durch Ähnliches geheilt.

Nimmt ein Mensch, der trauert, Psychopharmaka, fühlt er sich wie betäubt, er kann nichts mehr fühlen und leidet leise weiter.

Seine Gefühle werden nur unterdrückt, aber nicht geheilt. Durch die Unterdrückung fühlt sich der Mensch wie gelähmt und handlungsunfähig.

Durch das passende homöopathische Arzneimittel kann der Mensch sein Schicksal annehmen und seine Trauer leben. So kann sie sich in Liebe und Zuversicht wandeln.
Ich möchte auch an dieser Stelle betonen, dass nicht jedem Mensch, der trauert, Causticum hilft.
Es muss immer die passende Arznei nach der Ähnlichkeitsregel gefunden und eingesetzt werden.
Homöopathie hilft negative Gefühle in positive Gefühle zu wandeln.
Homöopathie unterdrückt keine Gefühle. Alle Gefühle wollen gesehen werden und dürfen sein.
Homöopathie wandelt unseren Umgang mit Gefühlen. Gefühle, die man nicht ertragen und aushalten kann, werden durch Homöopathie aushaltbar und tragen uns in Zuversicht.

Ich habe abends Belladonnasymptome und nehme entsprechend ein paar Kügelchen Belladonna C200.
Ich schlafe tief und fühle mich getragen in Gottes Hand. Frühs erwache ich. Der Schlaf war sehr erfrischend. Ich fühle mich frisch und neu.

Heiligtum bei Gott: Der Seelenraum

Im Schlaf gehen wir in den kleinen Tod. Die Seele verlässt den Körper und kehrt regeneriert morgens beim Erwachen in den Körper zurück.
Meine Belladonnakügelchen halfen mir in tiefen Schlaf. Ich habe nicht geträumt. Ich durfte regenerieren in Gottes Hand. Das zeigt mir, dass es keine unverarbeiteten Gefühle in mir gibt. Alles ist in

bester Ordnung und heil. Meine Seele war in ihrem nächtlichen Ausflug in einem heiligen Raum: In Gottes Hand. Danke!
Früher dachte ich, dass in der Nacht der Körper regeneriert. Heute weiß ich es besser:
In der Nacht erlebt der Körper einen kleinen Tod. Die Seele verlässt für einen Augenblick den Körper und geht in ihren heiligen Seelenraum, um in dieser Heiligkeit zu heilen.
Heilig kehrt die Seele morgens in den Körper zurück.
Nicht der Körper ist unser heiliger Tempel.
Die Seele hat ihren heiligen Raum bei Gott.

Heilung geschieht durch Liebe

Die Homöopathin Anne Schadde hat Edelsteine potenziert und Arzneimittelprüfungen durchgeführt. So sind die neuen Edelsteinarzneien entstanden.
Nach Anne Schadde ist der Turmalin Wassermelone der Christusstein. Er zeigt den Kreuzweg bis zur Auferstehung.
Über den Weg durch Schmerz kommen wir oft zu unserem wahren Ich bin.
Eine Frau wurde von ihrem Mann verlassen und fühlt sich verraten. Am Ende dankt sie ihm. Durch ihr Leid ist sie empathischer als je zuvor und schenkt anderen Trost und Zuversicht. Tiefer als je zuvor ist das in ihrem Beruf, der viel mit Trauer zu tun hat, möglich.
Ich sitze nach einem Schlaganfall halbseitig gelähmt im Rollstuhl.
Mit Turmalin Wassermelone C30 sitze ich aufrecht und bin ganz klar bei mir. Mit dem, was ich bin,

reiche ich empathisch anderen die Hand. Ich bin Homöopathin. Ich bin ehrenamtliche Hospizbegleiterin. Ich bin in Liebe das, was ich bin.
Es ist Gründonnerstag. Ostern steht vor der Tür.
Ein paar Kügelchen Turmalin Wassermelone C30 bereiten mich vor.
Ich folge dem Weg des Herrn. Christus geht mir voran, stärkt meinen Rücken, steht mir zur Seite, segnet mein Haupt und ist bei mir in meinem Herzen.
Gott hat sich uns geschenkt in seinem Sohn Jesus Christus.
Er ist gekommen als unser Heiland, um uns zu erlösen.
Gott hat uns die Homöopathie geschenkt, um uns zu heilen.
Gott schenkt uns Heilung aus Liebe, weil er uns liebt.
Die Homöopathie kämpft nicht gegen Krankheit.
Die Homöopathie führt uns in Heilung.
Heilung geschieht durch Liebe.
Gott ist Liebe.
Homöopathie ist Liebe.

Schlusswort

Die Reise der Homöopathie ist großartig. Es gibt immer wieder etwas zu entdecken.
Ich hoffe, liebe Leser, ich konnte Ihnen zeigen, wie wunderbar die Homöopathie ist und welche Heilung mit dieser großartigen Therapie erreicht werden kann.
Dieses Buch endet hier.

Meine Reise mit der Homöopathie jedoch geht weiter.
Geht Ihre Reise auch mit Homöopathie weiter? Oder beginnt ihre Reise mit Homöopathie nach diesem Buch? Es ist Ihre Entscheidung. Gott hat uns den freien Willen gegeben. Jedem steht die Entscheidung offen, ob er der Homöopathie eine Chance geben will oder nicht.
Ich bin davon überzeugt:

Wer der Homöopathie eine Chance gibt, gibt sich selbst und seiner Heilung eine Chance!

Martina Herbig
Nayalavee

Quellen

Hahnemann, Samuel: Das Organon der Heilkunst, 6. Auflage

Hahnemann, Samuel: Die chronischen Krankheiten

Peppler, Antonie: Die psychologische Bedeutung homöopathischer Arzneien Band 1

Tilch, Andreas: Von der Urangst zur Verbundenheit

Schadde, Anne: Turmalin - Der Stein des Regenbogens

Schadde, Anne: Lapislazuli

Weitere Veröffentlichungen von Martina Herbig

Gedankensprünge
ISBN: 978-3-7322-9849-5

Das Butterblümchen
ISBN: 978-3-7357-8480-3

Menschsein Sterben/Trauern/Leben
ISBN: 978-3-7347-9390-5

Spirituell sind die Anderen
ISBN: 978-3-7392-1855-7

Pilgerreise durch die Seelengärten
ISBN: 978-3-7392-3583-7

Wolkenbilder
ISBN: 978-3-8423-5607-8

Das zwölfte Kapitel
ISBN: 978-3-7431-0121-0

Der Himmel ist nah
ISBN 978-3-7568-8803-0

Bewusst gehen
ISBN 978-3-7583-7086-1

Demut heilt und befreit
ISBN 978-3-7693-1036-8

Gottes Wille geschieht
ISBN 978-3-7526-2171-6

Der Spirit der Homöopathie
ISBN 978-3-8192-7755-9

Wer mich kennen lernen möchte, darf mich auch auf meinem YouTube Kanal „Martina Herbig“ besuchen.